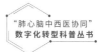

"肺心脑中西医协同"
数字化转型科普丛书

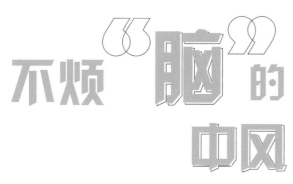

不烦"脑"的中风

刘学源 范理宏 主编

U0250808

同济大学出版社·上海

内容提要

本书由上海市脑卒中临床救治中心、上海市第十人民医院脑卒中中心相关骨干人员编写,简明扼要地介绍了脑卒中防治相关科普知识,以中西医结合的方式阐述脑卒中"急救—预警—康复—护理—预防"的正确科学观念。全书分 5 章,内容包括脑卒中的急救、脑卒中识别和自救、卒中后康复、卒中护理和卒中预防。

本书通俗易懂,适合脑卒中患者及看护者阅读,也可作为从事脑卒中防治工作的基层医务工作者的指导用书。

图书在版编目(CIP)数据

不烦"脑"的中风 / 刘学源,范理宏主编 . -- 上海:同济大学出版社,2022.7

("肺心脑中西医协同"数字化转型科普丛书 / 范理宏主编)

ISBN 978-7-5765-0300-5

Ⅰ.①不… Ⅱ.①刘… ②范… Ⅲ.①中风—防治—普及读物 Ⅳ.① R743.3-49

中国版本图书馆 CIP 数据核字 (2022) 第 128757 号

不烦 "脑" 的中风

刘学源 范理宏 主编

责任编辑	罗 琳	
助理编辑	朱涧超	
责任校对	徐逢乔	
装帧排版	唐思雯	

出版发行　同济大学出版社　www.tongjipress.com.cn
　　　　　(地址: 上海市四平路 1239 号　邮编: 200092　电话: 021-65985622)

经　销	全国各地新华书店
印　刷	常熟市华顺印刷有限公司
开　本	889mm×1194mm 1/32
印　张	3.25
字　数	87 000
版　次	2022 年 7 月 第 1 版
印　次	2022 年 7 月 第 1 次印刷
书　号	ISBN 978-7-5765-0300-5
定　价	28.00 元

本书编委会

主 编
刘学源 范理宏

副主编
周晓宇 金爱萍

编 委
林盈盈 韩天雄 许佳年 孟桂林 刘晓青
颜琼枝 杨之泠 刘 珺 孙 晓 戴华诚
李 金 宋 佳 崔玉倩

绘 画
戴华诚

　　心脑血管疾病和呼吸道疾病极大地威胁着人类的健康。我国每年心脑血管疾病死亡人数已占总死亡人数的 41%，而呼吸道疾病的防控在目前抗疫的形势下显得尤为重要。心脑血管疾病 60% 的病因来自人们的生活方式，需通过医学科普提高公众的健康意识和健康素养。"肺心脑中西医协同"数字化转型科普丛书涵盖了"预警—急救—康复—护理—预防"的中西医健康知识理念，融"科学性、实用性、通俗性、可读性"于一体，由《"猝可防"的心梗》《不烦"脑"的中风》《"可防治"的肺栓塞》《"了不起"的呼吸》四个分册组成。本丛书积极响应《健康中国行动（2019—2030 年）》，帮助广大群众转变就医观念，从"治已病"到"防未病"，同时帮助读者掌握基本的急救知识和技能。

　　本丛书在内容上，第一，围绕威胁人们生命安全的三大猝死场景介绍自救及他救的急救方法，讲述如何在黄金急救时间内及时有效地挽救生命，做好院前急救的医学科普。第二，大力宣传疾病防治与康复的新理念与新方法，让广大群众掌握科学的养生保健知识和必备的护理康复技能。医学知识科普可以推动健康行为的建立，提升人们的健康意识，推动就医理念的进步，将治疗转变为预防。第三，告知疾病症状及预警，让广大群众认识疾病先兆，了解医院救治通道和最佳救治时机，推动被动医疗转为主动医疗。第四，在现代技术不断发展的当下，医院治疗设备拓展至穿戴式康复设备，为此本丛书对康复的重要性与最佳时机进行了说明，做好院后康复的科普。总的来说，本丛书涉及心梗急救、脑血管意外急救、肺栓塞急救、窒息急救、疾病康复、健康生活方式及重大疾病预防等知识，通过大众喜闻乐见的方式，使老年、中年、青年等不同群体对心、脑、肺等疾病的一般知识能"一看就懂，一学就会，一用就灵"。本丛书可有效提升群众对健康危险因素干预的认知以及应对突发事件的急救能力，助力被动医疗向主动医疗、治疗向预防的转变，最终形成"预警—急救—康复—护理—预防"的全生命周期中西医健康管理体系。

最可贵的是，本丛书积极联动线上线下，构造线下科普书与线上互联网医院相衔接的数字化科普社区。本丛书在每一章中都附有二维码，读者通过扫码可直达同济大学附属上海市第十人民医院（简称"十院"）互联网医院的医护团队，进一步了解有关疾病的预警、康复和护理知识，并与专业团队互动。本丛书运用数字化形式，将书中的疾病场景与专业团队链接，使患者、读者得到及时帮助，使科普书不再只是提供有限知识的载体，而延伸为密切联系患者与医院团队的工具。

为进一步扩大医学科普的辐射面和社会影响力，十院专业团队将以本丛书的出版为契机，深入社区、学校、地铁、机场等人流密集区，打造"基地—社区—家庭"联动的数字化科普传播链条，有效建立中西医协同数字化科普、公益活动与民众素质教育相结合的长效机制。本丛书及相关科普活动致力于满足老年、中年、青年等各类不同读者需求，为广大社会群众普及精准、实用、专业的医学科普知识和全民健康新概念，用实际行动让大众受益，真正发挥"知、信、行"的健康科普效能。

范理宏

2021 年 8 月

　　人的大脑具有数千亿个神经元细胞及神经纤维，像一个庞大而又高效的网络，指挥着每个人的正常生活。大脑也是人体中最神秘和最深奥的器官，即使现今医学已高度发达，但人脑的秘密仍没有被真正揭示。大脑不但神秘也极其"娇贵"，小小的大脑需消耗全身将近 20% 的氧气，数分钟的缺氧就能使大脑细胞的能量代谢受到影响，脑组织即刻出现坏死，导致不可逆的损害。

　　近年来，脑卒中（中医称中风，简称卒中）已成为导致我国居民死亡的主要原因。卒中具有高致残性和高复发性等特点，也已成为现阶段影响我国居民健康的最令人"烦恼"的疾病之一。目前的研究发现，卒中的发病与多种危险因素相关，有效控制或治疗这些危险因素能显著降低卒中的发病率，因此，卒中是一种可防可控的疾病。卒中防治领域的发展日新月异，如脑动脉微创取栓手术已成为大动脉闭塞患者最有效的治疗措施，极大程度地挽救了患者生命，改善了预后。这些新进展和新方式需要医学科普从业者进行进一步的传播及普及。目前，部分群众对卒中防治的认识存在较多误区，编者曾遇到患者出现脑卒中症状后自行乱服药而不及时就医，最终延误最佳治疗时间，导致严重后遗症。一般患者对卒中治疗及卒中后康复护理等方面的相关知识十分缺乏，也尚未建立起正确防治卒中的理念。

为进一步普及卒中相关知识，范理宏教授组织邀请上海市脑卒中临床救治中心（上海市第十人民医院脑卒中中心）临床一线的骨干医生编撰本书，以脑卒中"识别—急救—康复—护理—预防"的一站式卒中防治科普为目的，以中西医结合阐述为方法，以期提高民众在卒中方面的急救及健康意识，降低我国卒中的发病率，减轻患者、家庭和国家的负担。

与现有的卒中科普书相比，本书内容更具实用性、易读性和科普性。首先，本书言之有物，先以知识点速览形式进行简明的介绍，使读者迅速了解关键知识，在具体章节又对相关内容进行详细阐述，满足不同人员的知识需求。其次，本书言之有序，以卒中发病及诊治流程的先后次序进行章节编排，包括卒中的急救、卒中识别和自救、卒中后康复、卒中护理和卒中预防五大部分。再次，本书言之有据，由临床一线医生根据目前医学新进展，参考医学指南等权威文献进行编撰。

此外，本书在形式和功能上亦有创新，以数字化转型为展示手段，构建"线下科普书—线上互联网医院"的融合模式，打破医生与读者的沟通壁垒，读者在读完每一个章节后都能向十院专家团队咨询并沟通。此书不仅是一本科普书，更是民众的"护身符"，能大大提高民众防治卒中的意识，改善救治效果。

刘学源 范理宏

2021 年 1 月

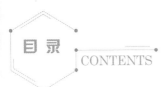

目 录
CONTENTS

第一章

做好脑急救，
解中风烦"脑"

01

1 什么是中风

中风又称 "脑血管意外"，医学上称为脑卒中，是指由各种原因导致脑内血管狭窄、闭塞或破裂，从而引起脑细胞损伤的一组疾病，分为缺血性脑卒中（脑梗死）和出血性脑卒中（脑出血）（图 1.1）。中风是目前我国老年人最常见疾病之一，具有很高的死亡率和致残率。

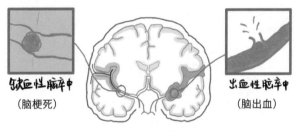

图 1.1 脑梗死和脑出血的区别

2 带你认识脑梗死

脑梗死是由脑内血管狭窄、闭塞所致，最常见的病因包括动脉粥样硬化和心房颤动（心律失常的一种特殊形式）（图 1.2、图 1.3）。

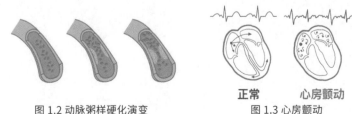

图 1.2 动脉粥样硬化演变   图 1.3 心房颤动

③ 带你认识脑出血

　　脑出血是指脑部血管破裂引起脑组织内出血，也就是俗称的"脑溢血"。脑出血最常见原因是高血压所致的脑部微动脉瘤破裂（图1.4）。

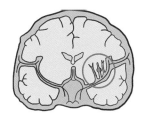

图 1.4 脑微动脉瘤破裂引起脑出血

④ 出现哪些症状需警惕中风

　　中风的症状很多，最常见的是言语含糊、无法表达或听懂别人言语，头晕头痛，意识障碍，反应迟钝（图1.5）。

　　▶ 提示：中风症状多，中老年人要时刻警惕，做到早发现早治疗。

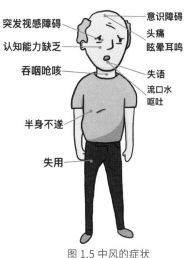

突发视感障碍
认知能力缺乏
吞咽呛咳
半身不遂
失用

意识障碍
头痛
眩晕耳鸣
失语
流口水
呕吐

图 1.5 中风的症状

5 中风急救关键点

一旦发现中风，让患者平躺，头偏向一边，防止呕吐物反流而引起窒息（图1.6）；安抚患者，不乱服药；同时拨打120急救电话，立即将患者送往医院。

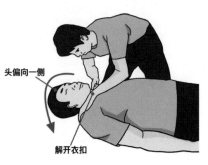

图 1.6 中风后的体位

▶ 提示：发现中风不慌张，立即拨打120。

6 中风绿色通道

120急救人员如怀疑患者是急性脑卒中，会立刻将其送入附近的脑卒中中心（图1.7），通常脑卒中中心都有绿色通道，有利于患者尽快检查及治疗。

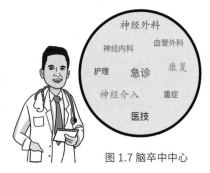

图 1.7 脑卒中中心

7 堵塞的血管如何快速打通

什么药物能快速打通血管：阿替普酶(rtPA)是一种能溶解血栓的药物，该药物能迅速溶解堵塞在血管内的血栓，打通血管，恢复血流，改善脑细胞能量代谢。医学上称该方法为静脉溶栓（图1.8）。

▶ 提示：静脉溶栓治疗适用于发病4.5小时内的脑梗死。

　　怎么通过手术打通脑血管：可采用微创手术打通血管，这种方法是通过取栓装置（支架）将堵塞血管的血栓拉出体外。医学上称该方法为动脉取栓（图 1.9）。

　　▶ **提示**：动脉取栓治疗适用于发病 6 小时内大动脉堵塞的脑梗死。

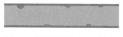
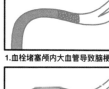
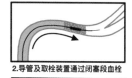

图 1.8 阿替普酶可以溶解
堵塞血管的血栓

图 1.9 通过支架取栓的微创手术

　　⑧ 脑出血后该如何止血

　　脑出血合并血压升高时，需将血压控制在 180/100 mmHg 以下。除此之外，建议患者安静平卧，以防增加出血（图 1.10）。

　　▶ **提示**：高血压所致的急性脑出血通常不使用止血药。

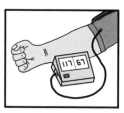

图 1.10 血压控制

十院脑卒中中心咨询二维码

第一节 中西医认识中风

"中风"又称"脑卒中""脑血管意外",是指各种原因导致脑内血管狭窄、闭塞或破裂,从而引起脑细胞损伤的一组疾病。中风可表现为一过性或终身性脑功能障碍,如言语不清、肢体活动不能、肢体麻木甚至意识障碍。

中医认为"中风"是一种以突然出现口眼歪斜,言语不清,半身活动不利,甚则突然昏倒,不省人事为特征的病证。"中"为打击之意,又为矢石之中;"风"善行而数变,又如暴风疾至。古人将此类疾病症状与观察到的自然现象联系起来,用比喻的方法为疾病命名,中风就此得名。对于中风的发病机理,中医认为是平素气血亏虚,心、肝、肾三脏阴阳失调,加之七情内伤、风寒侵袭、烦劳过度、饮食不节等诱因,以致风、火、痰、瘀闭阻经脉所致。本病多见于中老年人,四季均可发病,但以冬春两季为发病高峰,是一种发病率高、病死率高、致残率高,严重危害人民健康的疾病。临床上,根据病情的轻重、病位的深浅将中风分为中经络(无意识障碍)和中脏腑(有意识障碍)两大类。

中风的西医病名为脑卒中,分为缺血性脑卒中和出血性脑卒中(图1.1)。缺血性脑卒中又称脑梗死,约占中风的60%～70%。缺血性脑卒中是由于局部脑组织区域血液供应障碍,导致脑组织缺血缺氧、线粒体功能紊乱、脑组织坏死及能量代谢障碍,从而导致神经功能损伤。临床上最常见的导致缺血性脑卒中的原因是动脉粥样硬化。动脉粥样硬化是指血液中的一些脂质和复合糖类堆积在血管壁上，从而产生斑块，血管壁上的斑块会导致动脉狭窄，血流通道逐渐变小，最终导致脑梗死。有时血流中会产生血凝块（医学上称之为血栓），也可以堵塞血管，引起脑部供血不足，称之为脑栓塞。例如心房颤动（这是一种心脏跳动不规则的疾病）可导致心脏内血栓产生并脱落，堵塞脑部血管。此外，某些可致血液黏稠、高凝的血液病，也可以引起脑血管堵塞，引发脑梗死。脑出血是最常见的出血性脑卒中，它是指脑部血管破裂引起脑组织内出血，也就是俗称的"脑溢血"。脑出血约占全部中风的 20% ～ 30%。脑出血最常见的原因是长期控制不佳的高血压使脑内小动脉形成粟粒大小微动脉瘤或微血管瘤。这种微血管瘤是血管壁的扩张，如同汽车轮胎的鼓包。在某些因素作用下，当血压突然升高时，这些"鼓包"会发生破裂从而导致出血（图 1.4），因此脑出血通常是在患者情绪激动或用力时突然发病。出血性脑卒中的病因还包括脑血管畸形和脑肿瘤等。与缺血性脑卒中相比，脑出血的病死率更高。有研究显示，脑出血患者 90 天内的病死率高达20% ～ 30%，幸存者中多数留有不同程度的运动障碍、智能障碍和言语吞咽障碍等后遗症。

近年来，中风已成为导致中国居民死亡的主要原因之一。《中国卒中报告 2019》显示，2018 年每 100 万人中有 149 人死于中风。且中国中风的发病率仍在逐年升高。除了高发病率外，约 3/4 的中风患者会出现不同程度的残疾，40% 的中风患者最终遗留重度残疾。因此充分认知中风，及时发现和预防，从而降低中风发病率及致残率是至关重要的。

第二节 溶栓治疗的黄金时间窗

急性缺血性脑卒中是指脑血管堵塞引起的局部脑组织缺氧。一旦血管堵塞，就需要尽快开通血管，因为每早开通闭塞血管1分钟，就能多挽救190万个神经元细胞及140亿个神经突触。因此中风的救治是分秒必争，我们通常用"时间就是大脑"来形容尽早救治对于中风患者预后的重要性。

脑梗死是由于血管闭塞所致，故治疗脑梗死最主要的方法是"打通血管"，医学上称之为血管再通，目前最有效的"打通血管"的方法叫静脉溶栓治疗。静脉溶栓是指将一种溶解血栓的药物通过静脉输入体内，该药可溶解闭塞脑血管的血块，从而使血管再通，恢复脑部血管血流（图1.8）。常用的静脉溶栓药物是一种叫作"阿替普酶"的药物，使用该药进行静脉溶栓治疗的患者，3个月后生活完全自理的概率能够增加30%，因此静脉溶栓治疗是目前全世界治疗缺血性脑卒中最重要的手段。

极少数患者使用溶栓药会发生不良反应，其中最严重的不良反应是发生颅内出血，静脉溶栓导致颅内出血的发生率在3%～6%。静脉溶栓有一定的风险，但使用该药的出血风险远低于获益，故利大于弊，因此对于急性脑梗死患者，如无溶栓禁忌证应尽量积极溶栓。静脉溶栓治疗必须在发病后的4.5小时内使用，医学上称之为"溶栓治疗的时间窗"或"脑梗死治疗的黄金时间"。在这一时间窗内进行静脉溶栓，预后更好，且出血风险较少。一旦超过4.5小时这一时间窗，除非结合更先进的灌注磁共振或者灌注 CT 的检查方式，否则不推荐再进行静脉溶栓。因此一旦发现存在脑卒中症状，须立即就医，争取在黄金的 4.5 小时内接受静脉溶栓，以免延误治疗时机。

第三节 中风治疗新武器
—— 动脉取栓

除了静脉溶栓外，目前还有一种新方法治疗脑梗死，这就是"脑动脉取栓手术"，简称"动脉取栓"。动脉取栓手术是指通过手术方法开通闭塞的血管。目前，脑动脉取栓手术都是采用微创治疗方式，通常伤口很小，对患者的创伤也极小。在进行动脉取栓手术时，医生会在患者大腿根部的皮肤上开一个长度不超过 2 厘米的小口，将一根细小的导管插入体内血管，并通过体内血管送至脑部血管。通过该导管指引，医生将取栓用的支架放至闭塞血管内，随后将支架完全打开，支架会将血栓挤压至血管壁上，此时支架的网眼就牢牢地把血栓锁在一块，随后医生通过连接支架的导丝将支架外拉，最终将支架和支架上的血栓一起拉出体外，从而开通血管（图 1.9）。医学上发现，大血管闭塞的脑梗死如不进行取栓手术，3 个月后只有不超过 1/5 的患者能恢复生活自理，而进行动脉取栓治疗后有一半的患者 3 个月后生活能完全自理。虽然取栓手术也有不超过 10% 的患者术后发生脑出血或症状加重，但取栓手术的总体效果和长远期获益均远大于风险。正是因为该手术效果，国内外均以最高等级推荐其为大血管闭塞的脑梗

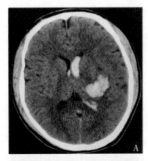

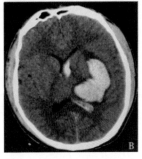

图 1.11 脑出血 24 小时内血肿增加

注：图中白色部分为血肿

死的最佳治疗方法。这是继静脉溶栓之后的又一重要里程碑，甚至可以说是神经科学近 20 年来最伟大的进步之一。

与静脉溶栓一样，动脉取栓也需尽早实施，一般手术须在发病 6 小时内实施，否则即使实施手术，患者预后也不佳，且脑出血风险也会明显升高。

第四节 脑出血了该怎么办

脑出血虽只占中风的 20% ～ 30%，但其病死率和致残率远高于脑梗死。有文献报道，脑出血患者 3 个月内的病死率高达 20% ～ 30%，因此对于医生而言，脑出血的救治挑战更大。

在急性期，脑出血患者常需要经过两个关键时期：①血肿增加期（图 1.11）；②脑水肿期。通常在脑出血后 24 小时内是血肿可能继续增加的时间段，因此在这一时间段内需尽量控制血肿增加。而在发病后 24 ～ 48 小时，血肿扩大的概率逐渐降低，但由于血肿对局部脑组织的压迫及刺激，会进入脑水肿期。在脑水肿期，脑内压会显著增高，严重者可能出现"脑疝"，危及生命。

与脑梗死静脉溶栓或动脉取栓相比，脑出血急性期的治疗手段并不多。目前尚未有任何止血药物被证实能改善脑出血临床预后。因此，通常情况下对于普通脑出血并不给予止血药物，除非患者具有明显的凝血功能异常（如血小板减少或服用了影响血液凝固的药物等）。

脑出血急性期需要控制血压，通常应将血压控制在 180/100 mmHg 以下，以减少血肿体积的扩大。发病后 24 ～ 48 小时则需观察患者有无颅压升高表现。对于有颅内高压的患者，需要加用降低颅内压的药物（如甘露醇）。在脑出血的急性期还容易出现肺部感染、压疮感染和营养不良等并发症，需要加强护理，防止食物反流，加强营养支持等。

第五节 头颅 CT 和磁共振有何区别

CT 和磁共振都是中风最常用的检测手段，但二者检查原理不同，不同疾病、疾病的不同时期需要选用的方法也不相同。

CT 的成像原理是利用 X 线对人体检查部位进行扫描，转化为数字信号，并通过计算机处理后获得各组织的图像（图 1.12）。对中风患者，CT 检查的优点是：①费用低，简单方便。与磁共振相比，CT 检查费用更低，且简单方便，通常急诊就能完成 CT 检查。对于怀疑是中风的患者行急诊头颅 CT 能帮助急诊医生快速区分缺血性脑卒中和出血性脑卒中。② CT 对于出血性疾病的

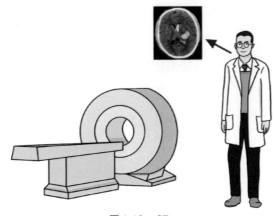

图 1.12　CT

识别能力强，可快速明确脑出血部位、出血量和周围脑组织肿胀程度。③ CT 对于脑部骨性成分的成像敏感度远高于磁共振，能协助判断有无颅骨骨折、骨瘤、脑组织钙化等。

　　但 CT 也有其不足之处：① CT 检查对于某些特定部位的病变，如小脑和脑干部位病变的分辨能力低于磁共振，因此有些小脑或脑干部位的病变容易在 CT 检查中漏诊；② CT 对于腔隙性脑梗死的识别能力不如磁共振；③在脑梗死发病 24 小时内，特别是 6 小时内，CT 检查通常不能很好地显示病灶部位及范围，甚至完全不显示病变；④ CT 检查具有一定辐射，因此对于孕妇（特别是妊娠三个月内的）、婴幼儿及儿童，若非必要应尽量避免 CT 检查。

　　对于中风患者，磁共振检查的优点是：① 缺血性脑卒中发病 30 分钟后就能显示病灶，因此能在超急性期发现脑梗死的部位及范围；②磁共振对小病灶的敏感性更高，腔隙性脑梗死也能在磁共振上清晰显示；③磁共振检查无辐射，更适合用于孕妇和婴幼儿的检查。

但磁共振检查也有不足之处：①检查费用较 CT 昂贵，磁共振检查费用通常是 CT 检查的三倍左右；②检查时间长，扫描速度慢，对患者身体运动非常敏感，容易产生伪音，不适合危重患者检查；③磁共振检查通常需要预约，目前大多数医院不能在急诊开展磁共振检查；④磁共振扫描箱内有噪声，空间狭小，不适合有幽闭恐惧症的患者；⑤出血的不同阶段在磁共振上显示的信号不同，故磁共振检测脑出血容易出现漏诊或误诊；⑥磁共振对钙化物质不敏感；⑦体内存在金属植入物的患者不能进行磁共振检查。

综上，CT 检查和磁共振检查各有利弊，我们应该听从专业医生的指导，采用最合适的检查方式，以帮助疾病的诊断和治疗。

第六节 中医助力脑急救

中医急救方法在中风的急救及改善预后方面有一定效果。当发现家人及周围人中风时，首先应当第一时间拨打 120 急救电话，尽早送医院急救。但如因其他原因，急救车无法及时赶到，患者症状加剧时，也可临时应用中医抢救手段，具体方法如下。

如果出现突然昏迷，不省人事，要注意区分闭证与脱证。中风闭证患者表现为牙关紧闭，口噤不开，双手握固，肢体强痉，

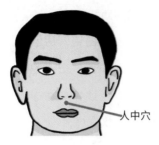

图 1.13 人中穴位置

（人中穴）

大小便不通等症状。

如伴有面赤身热，气粗口臭，躁扰不宁，舌苔黄腻，脉弦滑而数，考虑阳闭，可用温水化服安宫牛黄丸，不能吞咽者可用胃管灌下，一天一粒，连续用七天。兼大便秘结可用生大黄泡水，芒硝冲服，通腑泻热。这就好比大脑是在炉火上煮水的锅，水太热了就会中风，把炉子里的柴火去掉一些，水温就会降低，从而改善症状和预后。

如果兼有面白唇青，痰涎壅盛，四肢不温，舌苔白腻，脉沉滑而缓，考虑阴闭，应灌服（或鼻饲）苏合香丸，也可用制法夏、制南星、石菖蒲、竹茹等药物除痰息风开窍。

如果突然昏倒，鼾息低微，四肢冰冷，汗多，二便失禁，舌痿，脉微或弱，考虑为脱证，为元气虚脱之危候。可用参附汤（人参、熟附子）或参附注射液回阳救逆。此时可掐按人中穴（鼻唇沟正中上 1/3 与中 1/3 的交界处）（图 1.13）。人中穴属督脉，为阳脉之海，可以醒脑开窍、振奋阳气、调节血压，促心肺功能复苏，昏迷患者可以自行苏醒。也可用艾条灸关元穴

（肚脐下 3 寸）、神阙穴（肚脐），也可以隔盐灸神阙，将盐铺于肚脐，通过热力渗透以激发机体阳气，恢复维持机体生命所需的基本功能（图 1.14）。

总之，中风发作最初 30 分钟是最佳的抢救时间，随着时间的推移，中风的致残率和病死率将迅速升高。中医药对于解除病痛和抢救昏迷，有时可以取得快捷效果。可以说，中医药急救体现了中医急救的实力，能为医院的全方位抢救争取时间，以争取最好的预后。

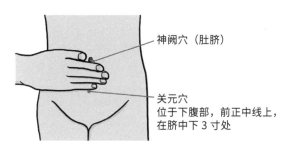

神阙穴（肚脐）

关元穴
位于下腹部，前正中线上，
在脐中下 3 寸处

图 1.14 神阙穴和关元穴位置

第二章

预警症状早识别，
主动救治预后好

02

知识点速览

1 中风预警信号

三步快速识别脑卒中预警信号

先看脸，面部是否对称；再看手，是否有一只手无力垂落；最后听说话，有无口齿不清或无法言语。如有上述任一项，应及时快速送医救治（图2.1）。

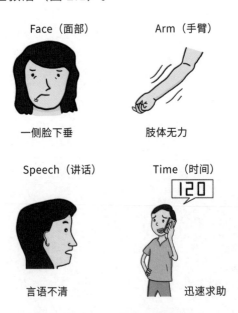

图2.1 "FAST" 量表快速识别脑卒中

2 中风自救

如患者出现中风,需平卧,头偏向一侧。救助者应保持冷静,拨打 120。因暂时不能明确是出血性脑卒中还是缺血性脑卒中,故在等待 120 急救车期间,不要给予如阿司匹林等抗血小板凝聚或活血的药物。（图 2.2）。

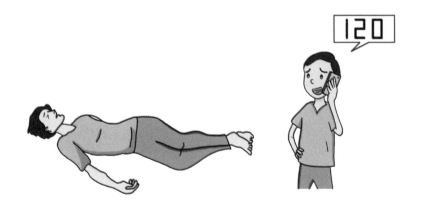

图 2.2 及时拨打 120 急救电话

③ 脑卒中中心

脑卒中中心是多学科合作的救治脑卒中的诊疗单元，能够快速、高效地救治中风。一旦发生中风，建议快速至具有脑卒中中心的医院救治。

④ 脑卒中常见的高危因素

高血压、冠心病、肥胖、吸烟、酗酒、高龄、糖尿病和高脂血症等都是脑卒中的危险因素（图 2.3）。

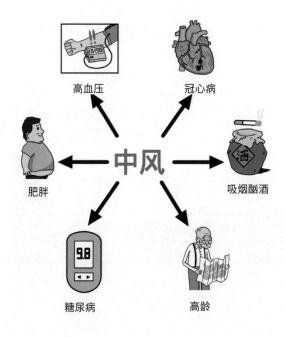

图 2.3 脑卒中危险因素

5 颈部血管斑块与中风

颈部血管斑块形成是中风的危险因素之一。富含脂质的斑块或导致狭窄的斑块更容易引起脑梗死（图2.4）。

▶ 提示：颈部血管B超可以无创监测颈部血管情况。

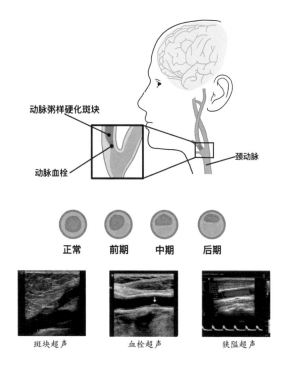

图2.4 颈部B超和血管斑块

第一节 教你 10 秒识别中风

中风治疗得越早，效果越好。一旦发生中风，每耽误一分钟，大脑就有 190 万个神经元和 140 亿个神经突触死亡，通过本书第一章的学习，我们已经知道脑梗死的治疗有"黄金时间"。在"黄金时间"内尽早治疗，能有效降低疾病的致残率和致死率。但现实生活中，很多人都不能及时判断自己或身边的人是否发生了中风，从而错过治疗的黄金时间。目前，国内外最常见的简易识别中风的方法是使用"FAST"量表。该量表 1998 年由英国急救人员设计发明，旨在帮助患者或家属识别是否发生中风。该量表简便易行，能帮助你在 10 秒钟内快速识别中风。

FAST 量表的检查项目包括：① 面部（Face），观察微笑时面部或嘴角有无歪斜，龇一龇牙，观察面部两侧是否对称；② 手臂（Arm），双臂平举，观察双手是否能保持在同一水平，是否有一只手无力垂落；③ 讲话（Speech），试着说一句完整话，背一段家庭住址和电话号码，观察能否按逻辑正确表达、有无口齿不清或无法言语；④ 时间（Time），发生上述症状，应及时就诊治疗，以免错过最佳治疗时间（图 2.1）。

除了 FAST 量表外，如果出现其他的一些症状也需考虑中风可能，如：剧烈头痛、行走偏斜、肢体麻木、视物成双、单眼黑矇、吞咽困难、突发记忆力丧失等。

第二节 中风预警，中医有妙招

顾名思义，中风的发生与"风"离不开关系，而中风的先兆症状也是如此。想象一下，风吹过树林，树枝会微微颤动，小草会摇摆不定；夏天长时间吹电风扇，皮肤会变得麻木，"没有感觉"；大风天走在室外会感觉嘴巴和眼睛都张不开。通过这些联想，当我们发现舌头或手脚不受控制地抖动；或是没来由地站立不稳甚至突然摔倒；或是手脚没有力气、发麻甚至"发冷"；或是讲话含糊，发音不清；或是一过性地看不清东西或感觉眼前一片黑朦；或是嘴角或舌头歪向一边：都可能是中风响起的警报。当身体给出中风的警报，应积极应对，不能任由病邪深入，除了西医相关治疗措施以外，中医对缓解中风预警症状也有一些妙招，可在咨询相关专业医师后作为辅助治疗手段。

警报一 头晕目眩、头痛

头晕目眩是最常见的中风警报之一，而有一味家喻户晓的药食两用中药材对治疗眩晕有不错的效果。天麻，别名定风草，李时珍认为天麻可以医治各种头晕症状，故称其为治风神药。已经有研究证明，天麻具有较全面的保护神经的作用。天麻也被制作成天麻片、天麻钩藤冲剂等中成药，对于一些症状较为严重，或始终不能缓解的头晕、头痛患者是一种治疗选择。在日常饮食中，天麻甲鱼汤是一种可以改善眩晕的美味佳肴。做法为将甲鱼宰杀洗净，加入天麻 10 克，用清水蒸煮直到骨酥肉烂。

音乐疗法在我国有着悠久的历史。《黄帝内经》将角、徵、宫、商、羽五音分别与肝、心、脾、肺、肾五脏联系在一起，构成了中医颇具特色的音乐怡情疗法。音乐的声波可以直接作用于大脑，起到调节脑部血流量，改善血液循环的作用，但音量不宜过大。

警报二 肢体乏力、麻木

古人总结出的经验告诉我们，若手臂或者小腿足三里一带出现麻木感，甚至像蚂蚁爬行一样，这时需要提高警惕，短期内中风的可能性很大。对此，可在医师的指导下使用丹参注射液或丹红注射液等具有活血化瘀功效的针剂，或是选用一些活血通络中药对麻木肢体进行熏洗治疗以改善血液循环，当人体气血达到平衡时，疾病就不容易发生或加重。

此外，刮痧具有疏通经络的作用，当出现肢体乏力甚至麻木时，可以在医师的指导下，于颈椎两侧、额部或肝俞、太阳、印堂、风池等穴位进行刮痧治疗。

中医还将中药与经络穴位相结合，发明了中药穴位贴敷这一小妙招，操作简单，经济实惠，又可有效地改善肢体乏力等症状。可在医师的指导下，取 20 克吴茱萸末和 2 克肉桂末，用醋调和在一起，在每天睡觉前贴敷在两只脚的涌泉穴上，第二天早上取下，有一定效用。

警报三 言语含糊、嘴角歪斜

针灸和推拿是中医特色治疗技术，具有平肝潜阳，活血通络，补益肝肾的作用。人体就好比一只牵线木偶，大脑是操控木偶的木偶师，当木偶师操控丝线的命令出了问题时，木偶的动作就会变得不协调。换句话说，当大脑出现中风警报，控制我们讲话和做表情的各种肌肉就会变得不正常。针灸和推拿可以通过刺激这些肌肉让它们逐渐恢复正常的工作。

警报四 视物模糊

芹菜分为水芹和旱芹两种，药用以旱芹为佳，其香气浓厚，因此又叫香芹，味甘性凉，有健脾胃、利小便、清肝明目等作用。中医经典古籍《本草纲目》中记载有芹菜粥这一药膳食谱，对于中风先兆的视物模糊有奇效。可将 120 克芹菜洗净切碎，与 150 克粳米混合在一起，加入适量的水，熬煮成粥。除了芹菜粥，将新鲜的芹菜切细后捣成芹菜汁饮用，也有相同的效果。

第三节 中风自救法

如 FAST 量表提示患有中风或患者出现了昏迷及意识不清，我们需要做的是：①让患者平卧于床上或地板上，头偏向一侧，防止呕吐物反流而窒息（图 2.5）；②解开领口纽扣、领带、裤带、胸罩等，如有假牙也应取出；③保持冷静，同时拨打 120 急救电话；④等候急救车过程中，不要乱服药，在诊断不明、血压不清楚的情况下，不要随意服用降压药或阿司匹林等，更不要采用手指扎针放血等毫无科学依据的错误方法；⑤旁人不要给等待急救的患者喂水，不要乱拍打患者；⑥为方便急救，旁人应及时清理楼道

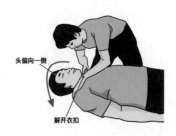

头偏向一侧

解开衣扣

图 2.5 发生中风后的正确体位

内的障碍物；⑦如急救车 20 分钟未到可再次拨打 120；⑧一旦 120 急救车到场后，准确告知发病时间、症状、既往病史等；⑨ 120 急救车会将患者送至附近的脑卒中中心进行救治。

第四节 发现中风莫慌张，卒中中心帮你忙

由于中风的救治不仅需要神经内科，还需要神经外科、康复科、介入科和影像科等多学科共同参与，因此目前国内外都提倡建立脑卒中中心来救治中风。所谓脑卒中中心是指，医院内部整合神经内科、神经外科、神经介入、急诊、重症、康复、护理和医技等医疗资源，实现对中风特别是急性期中风进行高效和规范救治的相对独立的诊疗单元。脑卒中中心建设的目的是在医院政策支持和院领导行政协调下，将全院脑血管病相关优质医疗资源整合，建立起一个包含急性期救治、早期康复、二级预防和随访宣教等功能于一体的相对独立的学科联合体系；通过多学科的密切

合作，实现院前与院内的无缝对接，打破院内各学科的壁垒，优化中风救治流程。

为推动建立多学科联合的中风诊疗管理模式，提高中风诊疗规范化水平，原国家卫生和计划生育委员会于 2016 年颁文指导卒中中心建设工作的开展。脑卒中中心建设是充分发挥各地卫生计生行政管理部门和医院领导的组织化管理的作用，建立脑血管疾病急性期多学科联合协同医疗救治及规范化诊疗服务体系和以患者为中心的中风多学科合作防控工作模式，提高脑血管病防治服务水平的一项重要举措。

脑卒中中心具有专业的医生，对于中风诊断的经验丰富，流程合理，治疗措施丰富， 因此一旦发生了中风，应尽快送至附近具有脑卒中中心的医院进行救治。

第五节 三步读懂颈部血管超声报告

颈动脉超声检查是通过超声波方式检测保障颅内血供的颈部血管（颈动脉及椎动脉）是否存在动脉粥样硬化或狭窄的一种无创、简便和重复性好的方法。颈动脉超声检查有助于确定颈动脉粥样斑块的性质和稳定性，以及颈动脉粥样硬化及颈动脉狭窄的程度，尤其在显示动脉壁结构的变化上有一定优势，并能为动脉粥样硬化的早期预防和治疗提供客观依据。通过超声检查早期识别颈动脉粥样硬化及狭窄并积极治疗，对预防缺血性脑卒中有重要意义（图 2.4）。

　　一般来说，颈动脉血管超声报告单分为三个部分。第一部分是各种具体的数值，包括血管内径、中内膜厚度等；第二部分描述血管内膜有无硬化、有无斑块、血管内有无湍流等；第三部分就是报告结论，包括：正常、颈动脉硬化、斑块形成、颈动脉狭窄甚至完全闭塞。接下来教大家三步读懂颈部血管超声报告。

　　第一步：关注血管内膜厚度。内膜厚度增加是动脉粥样硬化的表现。如果血管内膜厚度超过 1 毫米，就是内膜增厚；如果局限性增厚超过 1.5 毫米，就可以被定义为斑块形成。

　　第二步：注意斑块回声的情况。有些斑块内部脂质成分较多，回声较低，这类斑块容易破裂和脱落，引起脑梗死，称为软斑块或不稳定斑块。有些斑块内回声很高，甚至钙化，这类斑块相对不容易脱落， 称为硬斑块。此外，斑块表面的开口形态如果是不规则的，表面有缺损，不光滑，开口就像火山口一样，也提示斑块不稳定。如果斑块的开口是扁平的，非常光滑，那就提示斑块稳定。

　　第三步：读懂最后结论。在血管超声报告的最后会根据相关检查数值给出最后结论，如：正常、双侧颈动脉硬化超声改变、双侧颈动脉硬化伴斑块形成表现、颈动脉狭窄等。斑块引起的小于 50% 的狭窄为轻度狭窄，50% ～ 70% 为中度狭窄，70% ～ 99% 为重度狭窄，100% 狭窄就是闭塞了。

第三章

中风后的康复
——亡羊补牢为时不晚

03

1 什么时候可以开始康复

康复训练宜早不宜迟，只要病情稳定就可以进行（图 3.1）。

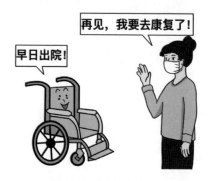

图 3.1 早期康复有助预后

2 康复训练要持续多久

中风患者的最佳康复期是发病后 6 个月内，被称为康复治疗的"黄金时期"，在这期间规范进行康复治疗（图 3.2），可以最大程度地减少后遗症。

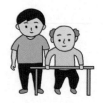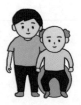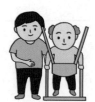

图 3.2 持续康复获益多

③ 如何进行脑卒中呼吸康复——增能呼吸法

第一步：选一个舒适的坐姿，并保持背部挺直。闭上眼睛，意识专注于呼吸的节奏。

第二步：用鼻子深而缓地吸气，使腹部鼓起，然后提起锁骨，让胸腔扩张。均匀地吸，吸气过程尽量维持 5 秒钟，不屏气。

第三步：用嘴缓慢地呼气，收紧腹部的肌肉，感觉到自己的锁骨下降，腹部回缩，胸腔缩小。呼气过程尽量维持 5 秒钟，不屏气。

循环重复这个 5 秒钟吸气—5 秒钟呼气的过程。

以上的方法可以极大地提高机体血液的含氧量，帮助细胞有氧呼吸。

④ 脑卒中患者如何赋能血管——线粒体能量补充法

修复内皮、提高血流速度、降低血黏度是中风康复的核心。增能呼吸法可以改善缺氧从而降低血黏度，同时增加线粒体的 ATP 产量，推进血流速度。血管内皮的修复就需要靶向修复线粒体，血管作为高需能器官，更加需要线粒体能量支持帮助恢复健康。

呼吸康复医疗咨询二维码

5 中风后肢体浮肿怎么办

抬高患肢，同时进行由下而上的按摩，促进血液循环，消除浮肿（图3.3）。

▶ 提示：中风后肢体浮肿是由于静脉回流不畅所致。

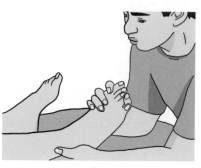

图 3.3 按摩下肢

6 中风患者训练自行穿脱衣服的要点

练习条件： 能保持坐位姿势及一侧上肢具有一定的活动能力。

上衣 —— 先穿患侧，再穿健侧；先脱健侧，后脱患侧；选择开身上衣为宜（图3.4）。

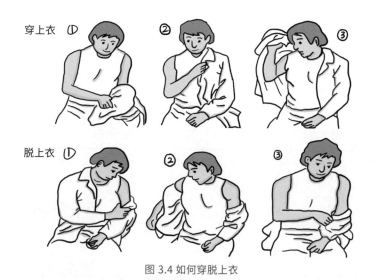

穿上衣 ① ② ③

脱上衣 ① ② ③

图 3.4 如何穿脱上衣

裤子——先穿患侧，再穿健侧；先脱健侧，后脱患侧；裤腰采用松紧带为宜（图 3.5）。

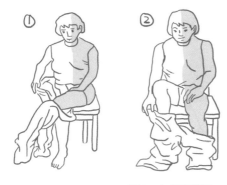

图 3.5 如何穿裤子

7 中风患者怎么吃

　　吞咽状态良好：可正常进食。

　　存在吞咽障碍：加入增稠剂，改变水的液体性状，或可将食物改为半流质饮食，如面条、菜粥和藕粉等（图 3.6）。

　　严重吞咽障碍：留置胃管，避免发生严重误吸和窒息（图 3.7）。

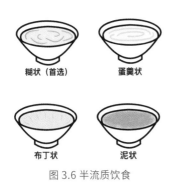

图 3.6 半流质饮食

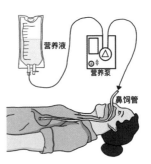

图 3.7 留置胃管

8 中风患者吃什么

多进食瘦肉、鱼虾等高蛋白食物以及蔬菜；少进食油腻，高胆固醇食物，以达到营养均衡，保证充足的营养（图 3.8）。

▶ **提示：进食易消化和无刺激的食物，保持大便通畅，以免用力排便导致病情加重。**

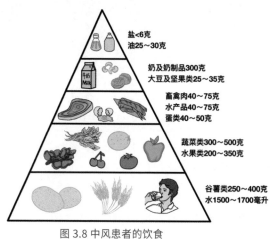

盐<6克
油25～30克

奶及奶制品300克
大豆及坚果类25～35克

畜禽肉40～75克
水产品40～75克
蛋类40～50克

蔬菜类300～500克
水果类200～350克

谷薯类250～400克
水1500～1700毫升

图 3.8 中风患者的饮食

9 如何避免加重病情的并发症出现

肺部感染、深静脉血栓等是中风后常见严重并发症，可再次危及患者生命。

如何预防肺部感染：做好患者的卫生护理，做好口腔护理，缓慢进食，避免误吸（图 3.9）；

如何预防深静脉血栓：补充水分，早期活动下肢，如下肢不能活动则由家属帮助下肢活动（图 3.10）。

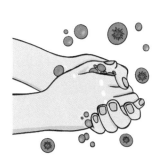

图 3.9 做好卫生护理

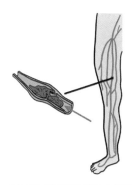

图 3.10 预防下肢静脉血栓形成

⑩ 中风后何时能下床活动

对于脑梗死患者，在病情稳定的情况下，应鼓励患者尽早下床活动；对于急性期的脑出血患者，必须卧床休息 4～6 周，不宜长途运送及过度搬运（图 3.11）。

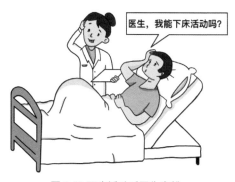

医生，我能下床活动吗？

图 3.11 下床活动听医生安排

十院脑卒中中心康复团队咨询二维码

第一节 中风后康复的黄金 6 个月

中国中风流行病学研究 (National Epidemiological Survey of Stroke in China，NESS-China) 数据显示：中国目前约有 1242 万名中风幸存患者；在低收入群体中，中风发病率快速增长，且发病率呈现出明显的性别和地域差异以及年轻化趋势；患者日常生活自理能力受到严重影响，给家庭和国家医疗造成沉重的负担。康复治疗是降低中风致残率的有效方法。过去 20 年间，随着各种康复技术和手段的发展，中风慢性期致残率由 75% 下降至 45%。

中风患者因为有功能障碍，完成一些日常行为活动有一定困难，此时患者会不愿动，或者对家人产生依赖心理。还有一些患者觉得中风是"大病"，要卧床静养，害怕活动引起进一步的损伤。实际上，中风后不愿动或活动少，是中风患者康复的"大忌"。

康复训练宜早不宜迟，只要病情稳定就可以进行康复治疗。中风患者的最佳康复期在发病后 6 个月内，被称为康复的"黄金时期"，只要规范进行康复，就可以最大程度地激发患者的潜能，获得最佳的预后。

肢体瘫痪后的康复，需要患者的主动参与，若患者活动太少，不仅会造成骨质疏松、肌肉萎缩、体能逐渐下降等，更重要的是会错失功能康复的良机，使肢体功能的恢复不能达到最好的状态。

未经医师专业指导的盲目活动不可取。一般来说，中风患者的康复锻炼要遵循持之以恒、循序渐进、因人而异、劳逸结合等原则。不是多动就好，而是在康复治疗师正确的指导下活动得越多越好。有些患者认为，越早下地走路恢复越快，事实上，偏瘫患者建议在平衡、负重、下肢分离动作完成后再进行步行训练。盲目的活动会造成很多错误动作的出现和错误习惯的固定，从而使肌肉痉挛逐渐加重，最终导致肢体形成刻板异常的"划圈步态"（图3.12）。

　　中风后的康复是多方位多角度的，而所有康复的最终目的都是使患者回归家庭，回归社会。

第二节　呼吸康复

　　呼吸康复是一门多学科与个体化相结合的综合干预措施，贯穿呼吸疾病患者的整个治疗与恢复过程。呼吸康复是基于全面评估制订的个性治疗方案，包括但不限于锻炼、教育和行为改变，旨在促进全身线粒体的功能，改善呼吸道疾病患者的生理和心理状况。通过呼吸康复锻炼，能够加强人体血液循环和组织细胞有氧呼吸能力，促进组织细胞能量加工厂——线粒体的产能提升，加强脑细

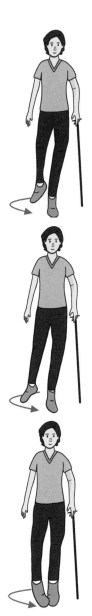

图 3.12 划圈步态

胞缺血耐受能力，促进神经细胞修复，加速康复。

呼吸是有最佳方法的，呼吸训练可以帮助机体提升线粒体产能，加速恢复健康。呼吸康复的主要方式包括以下几种。

1. 增能呼吸法（Metronomic 呼吸法）

第一步：选一个舒适的坐姿，并保持背部挺直。可以采用莲花坐的姿势，或者其他任何舒适的坐姿、睡姿，手掌朝上。闭上眼睛，意识专注于呼吸的节奏。

第二步：保持这个姿势，深而缓地用鼻子吸气，让横膈下降，腹部鼓起；然后提起锁骨，让胸腔扩张。把吸气时间调整好，尽量维持吸气过程 5 秒钟，不屏气，直到感觉肺部充满了气体。

第三步：用嘴缓慢地呼气，收紧腹部的肌肉来帮助气体排出，不要用猛劲，感觉到自己的锁骨下降，胸腔的气体被呼出，腹部回缩，胸腔缩小。尽量维持呼气过程 5 秒钟，不屏气。循环重复这个 5 秒钟鼻子吸气—5 秒钟用嘴呼气的过程。

当肺功能严重损伤，如患有慢性阻塞性肺疾病等，无法耐受增能呼吸法康复时，还可以运用缩唇呼吸和腹式呼吸。

2. 缩唇呼吸

尽量用鼻缓慢吸气，放松身心，然后缩小口唇将气体轻轻吹出；保持相同强度的缩唇呼吸训练，每次 15～30 分钟，每天 3 次（图 3.13）。

3. 腹式呼吸

患者立位或坐位，用鼻缓慢吸气，闭口唇，腹部在吸气过程中缓慢鼓起；呼气时模拟吹口哨的姿势，鼓腮缩唇吹气（图 3.14）。呼吸频率 7～8 次 / 分钟。腹式呼吸训练每次 10 分钟，每天 3～4 次。

　　以上方法可以极大程度地提高机体血液的含氧量，帮助细胞有氧呼吸。

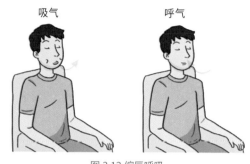

图 3.13 缩唇呼吸

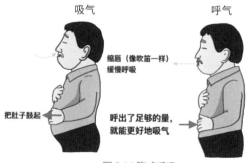

图 3.14 腹式呼吸

第三节　血管细胞康复
——线粒体能量补充法

　　线粒体是细胞中制造能量的细胞器，是细胞进行有氧呼吸的主要场所，其为细胞生命活动提供 95% 的 ATP 能量。所以线粒体又有"细胞动力工厂"之称。

　　只有修复了线粒体，才能修复血管内皮细胞。血管细胞线粒体的支持治疗包括：①保温；②补充线粒体合成 ATP 所需的营养物质，如 Mg、维生素 D_3 等；③补充线粒体呼吸链或电子传递链中的关键酶，如辅酶 Q_{10}、硫辛酸等；④补充线粒体抗氧化防御系统中的关键物质，如胆碱、谷胱甘肽等；⑤补充线粒体膜上的关键受体物质，如褪黑素、络氨酸、硒等；⑥停止接触破坏线粒体的危险因素，如熬夜、酗酒、抽烟等行为。这每一个环节对于线粒体的功能都十分重要，都需要系统化的检测和评估。

靶向修复线粒体后，可以帮助血管内皮细胞修复，降低动脉粥样硬化发生概率，使血流更加通畅，加之线粒体修复后 ATP 的产量增加，从而赋能神经细胞，减少中风发生。

第四节 能急能缓，中医促康复

肢体瘫痪、走路不稳、手脚麻木、记忆力减退、吞咽困难、讲话含糊、胡言乱语、甚至失去说话的能力，有的连挚爱的家人都不认识，这些都是中风以后可能带来的后遗症。中风后遗症对于患者的日常生活能力和生活质量会造成很大的影响，也会给患者、家庭及社会带来较大的痛苦和沉重的负担。我们已经知道要利用中风后的黄金 6 个月进行积极康复，也了解到最新的康复手段可以使症状得到不同程度的缓解，使生活质量得到同步提升。此外，在中医药的伟大宝库中也有许多针对中风后患者的康复手段，如中药内服和外用、针灸、推拿、食疗、运动、情志疗法等，如果能够中西医结合，因人而异地积极康复，可以达到事半功倍的效果。

1. 中医药物疗法（内服和外治）

中医认为中风后遗症是由于风痰流窜经络，经络不通，气血不畅所造成。治疗上可应用化痰通络的中药，如天麻、南星、僵蚕、地龙、全蝎、石菖蒲，再根据不同情况选用适当的中药。如中风后出现肢体活动不便或半身不遂、感觉麻木、语言不利、口眼歪斜、口腻痰多、舌苔厚腻、脉弦滑，可选用白附子、天竹黄、当归、络石藤；若感觉无力、舌淡暗苔薄，脉细无力，可选用黄芪、川芎、桃仁、红花等。也可以选用有助于肢体功能恢复的中药，如豨莶草、伸筋草、千年健、扦扦活等，或中成药华佗再造丸、人参再造丸、大活络丸等。中风后遗症的患者可在中医师的指导下坚持服用中药，再适时配合一定疗程的中药注射液静脉治疗，这些疗法能够发挥很好的舒筋通络、改善症状的作用。

除了中药内服，某些中药外治法也对中风后遗症有着不错的疗效。譬如针对半身不遂，面色较黑，舌紫这类瘀血比较明显的患者，可以将黄芪 60 克、羌活 30 克、威灵仙 30 克、乳香 10 克、没药 10 克、琥珀 10 克、肉桂 10 克和匀，磨成细粉，再加醋调成糊状，敷在肚脐上，外面用麝香止痛膏固定，再用热水袋温敷肚脐 30 分钟。临睡前敷药，第二天早上取下，15 天为一个疗程，能够达到活血通络的效果。

2. 中医非药物疗法

（1）针灸法

针灸能调整人体的功能，激发人体的康复潜能，因此针灸治疗中风不仅效果明显，还能够降低中风的复发率，是中风患者康复的最佳治疗手段之一。半身不遂者，可针刺患侧肩髃、曲池、手三里、合谷、外关、环跳、阳陵泉、足三里、丘墟、昆仑，有调和经脉、疏通气血的作用。语言不利者，可针刺内关、通里、廉泉、三阴交，有祛风化痰、开窍的作用。还值得一提的是，有的患者与家属对于针灸治疗的认识可能存在一定误区，要拖到发病后很长时间甚至 1 ～ 2 个月后才选择进行，这会使疗效大打折扣。其实只要患者生命体征平稳，病情稳定，就可以在医护人员的评估下尽早进行针灸治疗。及时的针灸治疗，可以延缓病情继续发展，提高神经系统的修复能力，加快自然恢复过程，缩短病程，为功能恢复打下良好的基础。

（2）推拿法

推拿疗法可以通过各种手法舒筋通络，活血化瘀，并能保护关节功能，防止患侧肌肉的萎缩，也是中风康复较为有效的治疗方法，推拿手法以揉捏、扣拍和点按为主，并以轻松柔和、舒适透热为度。

（3）按摩法

患者可以自己或是在家人的帮助下经常按摩患侧肢体，每次 5 ～ 10 分钟，每天 2 次。双手擦滑石粉，向心脏方向按摩，按摩后自行或在帮助下活动关节，如伸、屈、展、举等动作，以帮助功能恢复。

（4）健身功法

患者可通过学习八段锦理气活血、疏通经络、调和五脏，促进瘫痪肢体恢复运动功能。宜饭后练，至少在饭后 30 分钟练习。既要注意不能过度劳累，也要注意调节心情，保持愉悦，提高自信，这样就能使人整体的气血得到调畅。

（5）言语训练法

言语训练宜循序渐进，先练发音，从单字、单词、日常用语开始，坚持朗读简单的书报和对话交流，由浅入深，层层推进，坚持不懈。

（6）情志疗法

中风的发生和发展与情志因素关系密切，中风患者除了肢体运动感觉功能障碍之外，在认知、语言、心理等方面也都存在不同程度的障碍。例如，患者受到较大的精神打击，容易引发心理疾病，失去治疗的信心，将会导致康复效果受到影响。尤其随着医学模式从生物医学模式转变为生物—心理—社会医学模式，医学由传统的以治病为目的转变为以提高人们的生命质量为最终目的。因此，中风患者应注意调摄情志，保持肝的疏泄功能正常，这对康复是十分有利的。可从以下几方面做起：不要过分担忧自己的病情，做到心平气和，不急不躁，对医生、对自己都要有信心，积极配合医生，认真开展治疗。要了解中风后遗症不是一朝一夕可治好的，要树立与疾病长期斗争的决心，相信通过坚持治疗及自身不懈的努力、精心的调养，病情可以得到缓解。也可选择合适的娱乐活动，如欣赏歌舞、弈棋书画、养花弄草等，或者适量参加力所能及的工作来调节情绪，改善疾病带来的不良精神状态，以促进身心康复。同时，家人朋友也要给予患者充分的支持和信心，帮助患者正确对待疾病，将大大有助于本病的康复。

第五节　重视中风后情感、语言及认知康复

一个既往生活正常的人，在短时间内突然变得无法抬手，无法走路，口角流涎，讲话说不清楚，生活不能自理，受到的心理创伤是不言而喻的。此外，由于中风后的康复训练时间漫长，起效缓慢，短期常常难以有非常明显的改善，随着时间的推移，患者容易失去信心，进而出现抗拒治疗的情况。

如果患者出现明显的情绪问题，除了家人的鼓励和陪伴，还需要及时就医进行情绪的评估，进行必要的心理疏导并加用调节情绪的药物治疗。

有 20% 的中风患者存在言语障碍，主要表现为不会讲话，讲话不流利或者别人讲话听不懂。不管哪种情况，都会严重影响患者的日常生活能力，因此对语言障碍的康复训练十分必要。

对不能发音的患者，首先教他用喉部发 "啊" 音或者用嘴吹气诱导发音，因为唇音最容易恢复。能发音的患者，要训练患者念字和短词汇，由易而难，由短而长。此外，最好提供给患者一面镜子，让他多看自己的口形，对着镜子随时矫正，即镜像治疗。

如果患者中风后出现明显的记忆力降低、性格改变、行动缓慢，要警惕中风后认知障碍的发生。中风后认知障碍的发病率与患者所处地域、人种、评估距发病时间等相关：美国和欧洲的研究数据显示，中风后 3 个月发病率为 24% ～ 47.4%，1 年后发病率上升至 57% ～ 82%；中国的形势更加严峻，中风急

性期认知障碍的发病率为 51.8%，基于社区的总体发病率高达 80.97%。

中风后认知障碍的康复训练要和日常生活活动相结合，既能提高认知的水平与技巧，也能改善患者日常生活能力。可在家属的协助配合下熟悉环境，并多出去走走，在家期间进行地图作业、彩色积木块的排列、物品分类、数字排列、问题的处理等。除试行上述活动外，也可根据患者特定认知域障碍制订康复计划。

第六节 中风患者的康复照顾

75% 的中风患者存在不同程度的功能障碍，如肢体功能障碍、吞咽功能障碍、言语功能障碍及认知功能障碍等，病情稳定后越早进行正规的康复锻炼，效果越好。

1. 肢体功能康复照顾

卧床期间，照顾者可对患者的瘫痪肢体进行被动活动和按摩，待病情稳定后，鼓励患者多做主动运动，循序渐进地进行肢体功能训练，以防患肢挛缩畸形和关节强直疼痛，促进功能恢复。在康复锻炼时主要针对患肢基本功能进行训练。

（1）上肢功能训练：如患者双手有轻度浮肿，照顾者可协助进行由下而上的按摩，促进血液循环，消除浮肿。接着是对肩、肘、指关节的功能恢复，指导患者先用健侧带动患侧锻炼，然后过渡到患肢的独立锻炼（图 3.15）。

（2）下肢功能训练：先进行腿的负重训练，例如下肢桥式运动（图 3.16），或协助患者进行双腿站立，然后过渡到患腿独立，最后再进行行走锻炼。

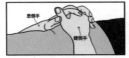
患侧大拇指在健侧大拇指上

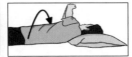
双手前平举并左右摆动

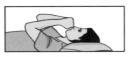
使肘关节伸展并上举至头顶

然后用手碰自己鼻子

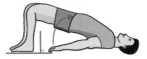

图 3.15 上肢自助被动运动　　　　　　　图 3.16 下肢桥式运动

2. 吞咽功能康复护理

长期吞咽功能障碍易并发肺部感染及营养不良，严重时可导致患者窒息甚至死亡。

（1）简单易行的洼田饮水试验（患者坐位，饮 30 毫升温水，观察有无呛咳）可用于初步判断患者是否存在吞咽功能障碍（表 3.1）。

表 3.1 洼田饮水试验

分级	几次内咽下	呛咳
1 级	1 次	无
2 级	2 次	无
3 级	3 次	呛咳
4 级	4 次	呛咳
5 级	不能全部喝完	频繁呛咳

注：洼田饮水试验 3～5 级即提示吞咽功能异常。3 级患者需给予指导自行吞咽训练，4 级则需给予吞咽训练及指导自行吞咽训练，5 级则需给予留置胃管

（2）吞咽功能训练

①颈部训练：针对颈部僵硬，可头朝前后左右移动放松颈部，进行提肩沉肩运动。每日 2 次，每次 10 下 (图 3.17)。

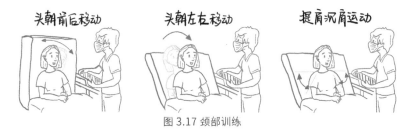

图 3.17 颈部训练

②面部、下颌和舌运动训练： 抿嘴、缩唇、伸舌、活动下颌及鼓腮。 每日 2 次，每次 10 下（图 3.18）。

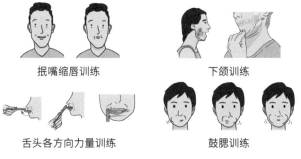

抿嘴缩唇训练   下颌训练

舌头各方向力量训练   鼓腮训练

图 3.18 面部、下颌、舌运动训练

③ Shaker 法：让患者仰卧于床上，尽量抬高头，但肩部不能离开床面，用眼看自己的足趾。每日 2 次，每次 10 下（图 3.19）。

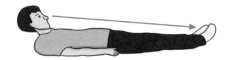

图 3.19 Shaker 法

④咽部冷刺激：将冰冻棉棒蘸少许水，轻轻刺激软腭、腭弓、舌根及咽后壁，然后嘱患者做吞咽动作，如出现呕吐反射即终止刺激（图 3.20）。每日 3 次，每次 10 分钟。

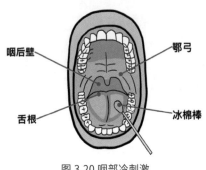

图 3.20 咽部冷刺激

⑤其他方法：强化咳嗽，有利于排出误吸的食物，促进喉部闭锁；空吞咽，每次吞咽食物后，再反复做几次空吞咽，使食物全部咽下。

3. 言语功能康复护理

（1）利用口形及音节支配控制唇舌运动练习发音；首先练习最容易见效的韵母、声母如发 "啊" 声，或用嘴吹火柴诱导发唇音；通过镜子观察口形纠正发音错误或通过录音机与正确的发音作比较。

（2）购买家庭训练用品：计算器、卡片、故事书、音乐播放器等；根据患者语言康复情况，练习词组和语句，先易后难，每日一次，每次练习 30 分钟。

4. 日常生活护理

（1）向健侧翻身（图 3.21）

（2）穿脱衣物

练习条件：能保持坐位姿势及一侧上肢具有一定的活动能力。

上衣——先穿患侧，再穿健侧；先脱健侧，后脱患侧；选择开身上衣为宜（图3.4）。

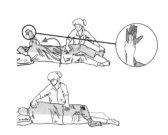

图 3.21 向健侧翻身

裤子——先穿患侧，再穿健侧；先脱健侧，后脱患侧；裤腰采用松紧带为宜（图3.5）。

（3）穿拖鞋（图3.22）

（4）拧毛巾（图3.23）

（5）床、轮椅转移（图3.24）

（6）行走

初由他人扶持，渐渐过渡到独自行走（图3.25）。

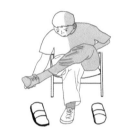

图 3.22 穿拖鞋

（7）上下楼梯

上楼: 拐杖置于健侧，先移动拐杖、健侧，后移动患侧。

下楼: 拐杖置于健侧，先移动拐杖、患侧，后移动健侧（图3.26）。

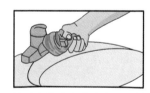

将毛巾绕在水龙头上，用健侧手拧紧

图 3.23 拧毛巾

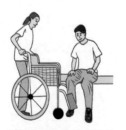

治疗师将轮椅推至患者
健侧床边45°前方

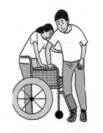

健侧腿手用力撑住轮
椅远端扶手，并站起

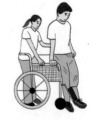

以健侧腿为轴转身至
稳定站位

图 3.24 床、轮椅转移

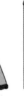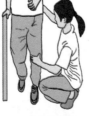

健手扶住固定物体

重心移至健侧腿，
膝关节微曲

图 3.25 行走训练过程

上楼：健侧脚先上楼梯

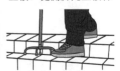

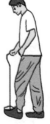

健侧手握手杖　　下楼：健侧脚后下

图 3.26 如何上下楼

第七节 带你认识康复新器械

随着科技的发展，各种康复技术和手段应运而生，从最早的神经发育疗法发展到目前的强制性运动疗法、运动想象、激励增强训练、机器人辅助疗法、任务导向型训练、经颅直流电刺激、经颅磁刺激、虚拟现实训练和音乐疗法等。

1.Walkbot 下肢康复机器人

该机器人能够根据患者髋、膝、踝参数,个体化生成最优自然步态,提供抗阻、强化、减重、人机交互等模式,改善肌肉力量和关节活动度,帮助患者恢复正常步态(图 3.27)。

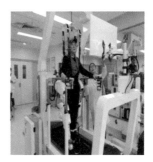

图 3.27 Walkbot 下肢康复机器人

2.MOTOmed 智能运动训练系统

(1)电机助力运动:帮助患者发现剩余肌肉力量,并通过训练来加强肌肉的剩余力量,激发患者的潜力,增强患者信心,改善患者健康状况。

(2)痉挛控制:当训练者出现痉挛时,机器会立刻探测出,电机由快到慢到停止,然后先由慢至快进行反方向运动,使痉挛得到缓解,减少患者痉挛的发生(图 3.28)。

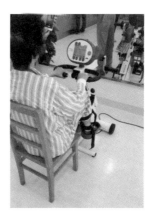

图 3.28 MOTOmed 智能运动训练系统

3. RL-ZY-32 OT 综合训练桌

该训练桌能够改善手指对指功能,提高手眼协调功能,训练患者感知能力及大脑对图像的识别能力,并能训练上肢稳定性和协调性,提高上肢日常活动能力。该训练桌由上肢协调功能训练器(包括手指木插板)、立式套圈、几何形图插板、认

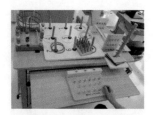

图 3.29 RL-ZY-32 OT 综合训练桌

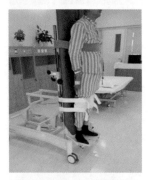

图 3.30 双折电动起立床

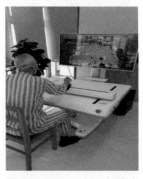

图 3.31 Fourier M2 上肢力反馈评估与训练系统

知图形插板、数字套圈、上螺丝和上螺母组成 (图 3.29)。

4. 双折电动起立床

主要用于患者的平衡及站立训练。能够调节床体高度、倾斜角度和脚踏板角度，有助于患者踝关节的矫正训练（图 3.30）。

5.Fourier M2 上肢力反馈评估与训练系统

（1）整合式训练：该系统将多种训练集合于一体，不再局限于场地和训练器械，能够满足肌力 0 ～ 5 级不同病情及不同恢复期的上肢康复需求（图 3.31）。

（2）具有触觉：机器能感知患者用力大小从而调整辅助力；提供智能力反馈，模拟人手；全面涵盖从软瘫期至康复期的康复需求。

（3）量化的数据：每次评估及训练后，系统可自动生成报告并保存，方便医生及治疗师随时查看以调整康复计划。

（4）实时反馈：训练参数实时显示，患者主动参与程度一目了然，视觉和音效上的正性反馈能够增强患者的康复动力。

6. 无轨迹等张肌力测试训练康复系统 EN-Tree

EN-Tree 系列产品专为主动训练而设计，适用于需要进行特殊训练的患者，以及训练专项动作的运动员。EN-Tree 可以模拟任何一个肢体动作进行针对性测试及康复训练，包括单关节运动及复合关节运动（图 3.32）。

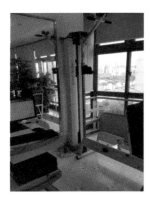

图 3.32 无轨迹等张肌力测试训练康复系统 EN-Tree

在物理治疗和康复治疗中，量化机体肌肉骨骼系统的功能水平非常重要，这决定着在训练过程中不同的人、不同的伤病部位、不同的伤病阶段应该给予什么样的负载才最合适，以及对康复治疗的有效性及进展阶段进行评估。

7. 羿生™康复机器人手套

康复机器人手套以压缩气体为动力源，通过反复充气和抽气使手套上的波纹管膨胀和收缩，从而帮助使用者的手指关节完成往复屈伸运动，缓解手指水肿和关节僵硬，提高关节活动度，加快手部血液流动，预防肌肉挛缩，帮助和促进脑部神经损伤的康复，加快康复进程（图 3.33）。

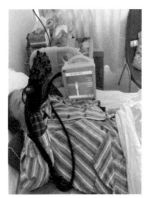

图 3.33 羿生™康复机器人手套

第四章

发生中风后
该如何护理

04

知识点
速览

1 中风患者进食方法

吞咽良好者可正常进食，严重吞咽障碍者需通过鼻饲管进食（图4.1）。

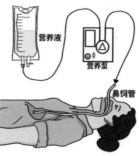

营养液

营养泵

鼻饲管

图4.1 留置胃管

2 偏瘫患者的正确睡姿

偏瘫患者采取正确的良肢位摆放能缓解痉挛、避免关节脱位及疼痛。

（1）采取仰卧位时的要点

①床铺平整；

②面部朝向患侧；

③患肩下垫一小枕，患侧上肢向外固定在枕头上，与躯干成90°或大于90°。

④患侧下肢：患臀至大腿外下侧放置楔形枕头（图4.2）。

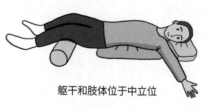

躯干和肢体位于中立位

图4.2 仰卧时的正确睡姿

（2）采取健侧卧位时的要点

①床铺平整；

②头固定于枕头上；

③背后放一枕头；

④患侧上肢放在胸前的枕头上，与躯干成 90°～130°，避免手腕及手悬空；

⑤患侧髋、膝关节自然弯曲，放在身前约踏出一步远的枕头上（图 4.3）。

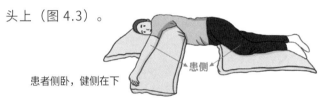

患者侧卧，健侧在下

图 4.3 健侧卧位时的正确睡姿

（3）采取患侧卧位时的要点

①床铺平整；

②头部固定于枕头上；

③背后放一枕头固定，使身体放松；

④患侧上肢与躯干成 80°～90°；

⑤患侧髋部伸展，膝微屈；

⑥健侧上肢自然置于身上或枕头上；

⑦健侧下肢：保持踏步姿势，放在身前一枕头上；膝和踝关节自然微屈（图 4.4）。

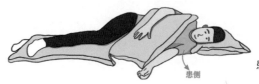

患者侧卧，患侧在下

图 4.4 患侧卧位时的正确睡姿

3 如何处理中风后可能出现的癫痫

常表现为双眼 "盯着一侧"，四肢抽动，二便失禁。如有以上症状，很可能是癫痫发作。一旦发生癫痫，需使患者平卧，头侧一边，避免在口中塞毛巾等（图 4.5）。

▶ 提示：发现癫痫牢记：轻平放、通气道、防外伤、静等待。

癫痫急救时，应避免往患者口中塞入毛巾等异物

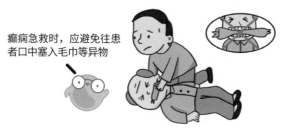

图 4.5 癫痫发作紧急处理

4 偏瘫后如何进行穴位按摩

循患肢手阳明大肠经（上肢段）、足阳明胃经（下肢段）轻轻拍打，每日 2 次，每次 30 分钟（图 4.6）。

足阳明胃经穴位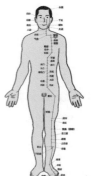

手阳明大肠经穴位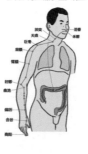

图 4.6 穴位按摩

5 中风患者如何吃

进食食物应营养充足，同时做好口腔护理（图 4.7）及其他个人卫生护理。

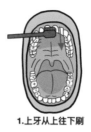 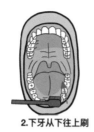 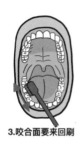

1.上牙从上往下刷　　　　2.下牙从下往上刷　　　　3.咬合面要来回刷

图 4.7 正确刷牙方法

6 中风患者如何居家护理

居家护理时，陪护人员需要注意患者心情及情绪，可使用 90 秒"四问题"提问法，必要时至脑卒中随访门诊就诊。

7 中医护理做补充

中医施护缓证候，中医施膳治未乱。中医讲究"辨证施护"，能够达到延缓进展，缓解症状的目的。

"卒中随访"门诊咨询二维码

第一节 急性期护理

1. 病情观察

中风早期疾病发展迅速,发病后 3 ~ 5 天是疾病的进展期,要重点关注患者有无疾病加重的表现,及时处理,这是关系到患者患病后和预后生活质量的关键。对于脑梗死患者,疾病加重的表现常有较前加重的肢体瘫痪、失语和意识障碍等情况;对于脑出血,应观察患者有无剧烈头痛、频繁呕吐,这是颅内压增高的可靠表现;意识障碍加深,血压急剧升高,脉搏变慢或出现一侧瞳孔散大,反射迟钝等,则提示脑出血量增加甚至脑疝可能,应尽快处理。

2. 饮食护理

若患者吞咽状态良好,可正常进食。若经临床评估存在吞咽障碍,需要注意以下几点:最好让患者处于坐位状态下进食,卧床者需至少抬高床头 30°,保持头部前屈,位于患者健侧喂食,有助于安全进食,减少误吸风险。保持环境的安静,避免影响其注意力。患者自行进食时,有人陪伴在侧,以免发生误吸而不被发现。协助患者进食要有足够的耐心,切勿操之过急,要等前一口完全咽下后再喂下一口。如果患者饮水呛咳,可在水中加入增稠剂,改变水的液体性状,同时可将食物改为半流质饮食,如面条、菜粥、藕粉等。如果患者食物改进后依然频繁呛咳,则需要留置胃管,避免发生严重误吸或窒息。

存在严重吞咽障碍患者需要鼻饲营养辅助治疗。鼻饲是一种将肠内营养液通过管路直接输送至消化道吸收的方法，能够避免经口进食引起的呛咳及误吸。鼻饲饮食也有其风险，如容易发生反流误吸、鼻饲管阻塞、腹泻、意外脱管及皮肤受损等问题，因此针对鼻饲患者的护理需要注意以下 10 点。

①注意温度：用水浴或微波加热，温度以 38℃～ 40℃为宜。

②注意浓度：营养液浓度应从低浓度逐渐增至所需浓度，防止腹胀、腹泻、患者不耐受情况的发生。

③注意速度：注入速度宜慢，第一日 20 ～ 50 毫升 / 小时，第二日开始 50 ～ 100 毫升 / 小时，病重患者或老年患者宜选用营养泵控制速度。

④注意体位：上身抬高 30°以上，以防反流，结束后维持该体位 30 分钟。

⑤注意冲洗：注入前后各用 30 毫升温水冲洗导管以防堵塞，结束时需抬高导管直至残留营养液完全进入胃部。

⑥注意入量：每次注入营养液不超过 200 毫升，两次间隔时间需大于 2 小时。

⑦注意卫生：配制营养液时要保证卫生，输注前应检查营养液是否变质，打开或配好的营养液应放在 4℃冰箱中冷藏，保存期不超过 24 小时。

⑧注意固定：妥善固定导管，防止胃管滑脱。建议采用黏着性棉布或带有伸缩性的胶布固定胃管。鼻贴潮湿或出现卷边应及时更换，并注意观察鼻贴处皮肤情况，有无破损。

⑨注意位置：鼻饲前用手电筒检查胃管是否在口腔内盘曲，

确定胃管是否在胃内。居家患者可采用将胃管末端放在盛有冷开水的碗中，看有无气泡溢出的方法判断，若有气泡溢出，立即就诊，寻求专业人士的帮助。

　　⑩注意观察：在给予患者鼻饲时，应注意观察患者有无不适，面色有无改变，有无呛咳的发生。一旦出现呛咳或反流，立即停止鼻饲，给予拍背，注意患者症状有无缓解。

3. 并发症的预防

　　中风患者在急性期治疗过程中，常容易伴发脑疝、肺部感染、深静脉血栓等严重并发症，再次危及患者生命，通过恰当的护理可以积极预防这些并发症的发生，从而保障患者的治疗效果。应避免任何引起颅内压增高的因素，如情绪激动、咳嗽、用力排便等；应保持患者个人清洁卫生，做好口腔护理；多饮水，早期进行肢体功能活动或穿着弹力袜。

4. 休息与活动

　　中风患者常由于中风后遗症，以及不同程度的肢体功能障碍，需要卧床休息。在卧床时要注意摆放正确的体位，预防痉挛，提高患者舒适度，防止因痉挛对患者的治疗和康复造成影响，为预后奠定良好的基础。对于脑梗死患者，在病情稳定的情况下，应鼓励患者早期下床活动，利于之后的康复。而对于处在急性期的脑出血患者，需绝对卧床休息 4～6 周，不宜长途运送及过度搬运。翻身时注意保护头部，动作要轻，以防加重出血。抬高床头 15°～30°，以垫起一个枕头为宜。

5. 偏瘫患者良肢位摆放

良肢位是从治疗角度出发设计的临时性体位，需要根据患者的情况，定时进行体位变换（每 1 ～ 2 小时变换 1 次），对于中风后偏瘫患者而言，早期床上良好的肢体摆放位置对预防和缓解痉挛、肩关节半脱位、肩痛、肩手综合征、骨盆后倾、髋关节外展、外旋以及早期诱发分离运动等均具有一定作用。

（1）仰卧位良肢位要点（图 4.2）

①床铺尽量平整；

②头固定于枕头上，避免过伸、过屈和侧屈，面部朝向患侧；

③患侧上肢：患肩下垫一小枕，使其与健肩同高；患侧上肢向外固定在枕头上，和躯干成 90°或大于 90°；肘、腕尽量伸直；手心向上，手指伸展、分开；

④患侧下肢：患臀至大腿外下侧放置楔形枕头，防止下肢外旋；膝关节垫起微屈并向内；踝处中立位，即足尖向上。

（2）健侧卧位良肢位要点（图 4.3）

①床铺尽量平整；

②头固定于枕头上，避免向后扭转；

③背后放一枕头，使身体放松；

④躯干略前倾；

⑤患侧上肢：向前平伸，放在胸前的枕头上，和躯干成 90°～ 130°，肘伸直，腕、指关节伸展放枕头上，避免腕及手悬空；

⑥患侧下肢：髋、膝关节自然弯曲，放在身前约踏出一步远的枕头上，踝关节尽量保持在中立位，避免足悬空；

⑦健侧上肢：自然放置；

⑧健侧下肢：髋关节伸直，膝关节自然微屈。

（3）患侧卧位良肢位要点（图4.4）

①床铺尽量平整；

②头部固定于枕头上；

③躯干略后仰，背后放一枕头固定，使身体放松；

④患侧上肢：患肩向前平伸（可由家属以手法向前轻柔牵伸），患侧上肢和躯干成80°～90°，在床铺边放一小台子，使肘关节尽量伸直，手指张开，手心向上；

⑤患侧下肢：髋部伸展，膝微屈；

⑥健侧上肢：自然置于身上或枕头上；

⑦健侧下肢：保持踏步姿势，放在身前一枕头上；膝和踝关节自然微屈。

(4) 坐位良肢位要点（图4.8）

①床铺尽量平整，患者下背部垫放枕头；

②躯干：伸直；

③髋部：屈曲90°，使上身正直，重量均匀分布于臀部两侧；

④双膝下可垫一软垫，使膝微屈；

⑤上肢：放在一张可调节桌上，桌上放一枕头。

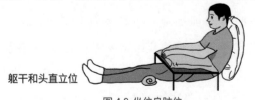

躯干和头直立位

图4.8 坐位良肢位

第二节 卫生护理

对于中风患者，要注意保证营养的全面性，保持个人卫生，有功能障碍的患者注意预防风险，保障安全。

1. 营养护理

若中风患者的膳食结构不合理，各类营养素不均衡，不仅会影响到患者的营养状况，还会导致患者的病情加重，延缓疾病的康复，影响患者的恢复。应该选择多种食物，合理搭配，达到营养均衡，以保证充足的营养和适宜的体重（图 3.8）。

2. 个人卫生护理

（1）口腔护理

口腔的清洁卫生是保证患者健康的关键之一，坚持有效的口腔护理能够帮助患者增加食欲，促进进食，更重要的是清除口腔残留物，减少细菌滋生，降低吸入性肺炎的风险。

①漱口：每餐后及睡前进行漱口。

②有效刷牙（图 4.7）。

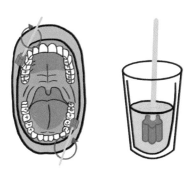

图 4.9 清洁口腔步骤

③注意正确的口腔清洁步骤。

具体步骤：在水中浸湿海绵头，挤出多余水分；从左或右的口角处塞进海绵头，依照刷牙顺序清洁口腔，并旋转取出海绵头；将粘有污物的海绵头用清水清洗，重复以上动作，直至完成清洗（图4.9）。

注意：挤干海绵头，避免吸入性肺炎。

（2）床上洗头、擦浴

洗头开始前将毛巾围在患者颈下，浴巾垫在枕头上，保护床单和枕头不被沾湿，用耳塞或棉球塞好双耳，洗头结束，解下颈部毛巾，擦干头发。如果出现面色苍白、出冷汗或脉搏加快，应停止操作；极度危重和衰弱的患者不适宜洗头；洗头时间不宜过长，避免引起患者头部充血或疲劳不适；操作过程中注意控制水温和室温，防止患者着凉。

擦浴时按照从上至下的顺序进行擦洗，首先擦洗面部和颈部，接着是上肢和手，然后是胸、腹部和背部，注意擦洗背部时协助患者取侧卧位，最后擦洗下肢、足部和会阴部。擦浴过程中注意保暖，调节室温在24℃以上，关闭门窗，未擦洗部位使用浴毯遮盖，水温维持在50℃～52℃，一般15～30分钟内完成。注意保护伤口和管路，避免伤口受压、管路打折或扭曲。如患者出现寒战、面色苍白或脉搏加快等征象，应立即停止。

3. 排泄及皮肤护理

中风相关性损害可以导致患者的高致残率，也可引起中风后膀胱和（或）直肠功能障碍，造成患者排泄障碍，有的会出现皮肤问题甚至感染，影响到患者的身心健康及转归。对于中风患者存在的排泄障碍，可以分为排便、排尿以及排汗功能障碍。而二便功能障碍普遍存在（如排尿障碍与尿路感染、排便障碍等），这在很大程度上困扰着患者的日常生活，也会引起一定的心理问题。对于失禁的患者要注意保持会阴部的皮肤清洁干燥，及时更换尿垫并用温水清洗会阴部及臀部皮肤；严重的失禁性皮炎患者推荐采用皮肤保护膜联合造口护肤粉使用，可达到良好的治疗效果。

排尿障碍主要分为尿失禁及尿潴留，尿失禁者应尽量避免留置导尿管，逐步调整排尿间隔，可定时使用便盆或便壶，白天每 2 小时 1 次，晚上每 4 小时 1 次。定时排尿是为了纠正尿频的错误习惯模式，改善对膀胱紧迫性的控制，延长排尿间隔，增加膀胱容量，减少失禁发作，恢复患者控制膀胱功能的信心。留置导尿管的患者容易发生尿路感染，应加强对外阴部的护理，每日清洁或冲洗会阴部两次，并根据病情程度，尽早拔除导尿管，可采用间歇性导尿或失禁裤来替代留置导尿管的方式。

排便障碍以大便失禁和便秘为主。针对大便失禁一定要及时就医，进行相关检查，查找原因，给予针对性用药。便秘患者经过饮食干预无效时，可使用大便软化剂、肠蠕动刺激剂或缓泻剂，出血性脑卒中患者必须保持大便通畅，防止用力排便导致病情进一步恶化。

第三节 癫痫发作的急救处理

部分中风患者在其中风的恢复期或者后遗症期会出现癫痫发作。所谓癫痫发作是指一过性脑神经元异常放电引起相应症状的临床发作，具有突发突止、短暂一过性、自限性等特点。癫痫发作俗称"羊癫疯"，是因其可以表现为"抽筋""僵硬"，但癫痫发作也可以有"发呆""头晕""腹痛"等多种症状。本文提的癫痫发作指意识障碍伴有肢体强直或痉挛者（大发作），但是癫痫也有很多无上述症状的发作形式。

那么，当遇到有人"晕倒"时，他到底是低血糖？还是"羊癫疯"、心脏病、中风？该如何简单识别是不是癫痫发作呢？

要判断是否为癫痫发作，请牢记一触二视三感觉：触摸大动脉，有无动脉搏动消失；平视胸廓，有无胸廓起伏；感觉口鼻下是否有气流经过。如果患者大动脉搏动消失、呼吸停止，则可能是心脏骤停，应立即开始心肺复苏。如患者大动脉搏动正常，则可能是癫痫样发作，可进行下一步判断。查看双眼，有无"盯着一侧"；观察四肢，有无肢体抽动；轻动肢体，是否僵硬；观察有无二便失禁。如有以上症状，很可能是癫痫发作。

在快速识别癫痫发作后，应立即将患者轻放在平地上，移去周围的危险物体及尖锐物，避免划伤、碰伤、烫伤等。患者如有四肢抽搐或者强直时，不必强行压制其躯干或四肢，以免引起患者骨折。如果患者口吐白沫、呕吐，可将患者头部偏向一侧，避免误吸。当患者牙关紧闭或舌咬伤时，不要试图用筷子、勺子等撬开患者嘴巴，可能导致牙齿断裂误吸或口腔黏膜损伤；非专业人士不要为了避免舌咬伤往患者嘴巴塞小毛巾或手帕等，可能引起患者误吸或窒息。

癫痫发作的时间往往很短，常在 5 分钟以内自行停止，不需要特殊的救治，可在实施以上安全保护措施后静静等待发作结束。"掐人中"等方法并没有被证实有效，其不仅不能使发作过程停止，反而有可能造成皮肤损伤。

如有以下情况：首次发作者；发作造成患者骨折、外伤等；全身强直阵挛发作持续 5 分钟以上或反复发作，发作间期仍神志不清者，请立即前往医院进一步诊治！

由于癫痫的发作形式较多，癫痫大发作时患者意识丧失，对发作情况无法描述，因此还原发作过程显得尤为重要。故除救治者外，如有目击者，可以尽快用手机录制发病过程，录像时尽量对着患者正面，包括患者的全身，到医院时便于医生快速识别发作类型（仅供就医参考，注意保护隐私）。此外，为了您和他人的健康，癫痫患者生活中请注意避免游泳、登高或驾驶等行为。

▶ **总结：癫痫发作急救处理——轻平放、通气道、防外伤、静等待！**

第四节 居家护理及随访门诊咨询

中风患者会留有不同程度的肢体功能障碍，要注意预防跌倒。

居家照护需要注意：专人陪同协助活动；起身动作要慢，下床需先坐床沿片刻，再缓慢站起或由照顾者搀扶；穿着合适衣裤、防滑鞋，保持地面干燥，防滑倒；长期卧床患者生活必需品置于易取之处；保持室内光线明亮，起夜开灯，方便行动；改造居家环境，厕所墙壁装扶手。

需注意，如发现患者意外跌倒，不要急于扶起，如发现意识不清，应立即拨打 120 急救电话；如有呕吐先将患者头偏向一侧，如需搬动应保持平稳，尽量平卧。同时，对于存在认知功能障碍患者，需要预防走失风险。

同时，中风后患者情绪容易受到影响，甚至影响日常生活，导致兴趣丧失，交际闭塞，家属及陪护人员要引起重视。

遭受中风的突然打击，以及担心疾病带来的长期困扰，中风患者容易出现情绪低落和心情烦躁等消极的心理感受，会使患者对现在和未来的生活信心不足，不利于康复，加重病情。其中，中风后抑郁综合征发生率高，当怀疑中风患者存在抑郁情绪时，可进行 90 秒 "四问题" 提问法帮助初步筛查（表 4.1）。

表 4.1 90 秒 "四问题" 提问法

问题	阳性回答
过去几周（或几个月）是否感到无精打采、伤感，或对生活的乐趣减少了？	是
除了不开心之外，是否比平时更悲观或想哭？	是
经常有早醒吗？（事实上并不需要那么早醒来）	是（每月超过一次以上）
近来是否经常想到活着没意思？	经常或是

注：以上方法只用于筛查，不能直接诊断

如果四个问题回答均为"是",则建议寻求专科医师帮助，完善进一步的评估与诊治。

家庭和社会应给予中风患者适当的支持与关心，患者自身可通过音乐、放松训练、冥想和锻炼等预防情绪问题的发生。

中风后的定期随访能够帮助患者关注自身健康状况，提高对于疾病的认知，加强预防管理，降低复发风险，改善远期康复效果。为此上海市第十人民医院神经内科专设"中风随访"门诊为每一位中风患者提供健康咨询服务。由医疗、护理、康复人员组成中风随访团队，为出院的中风患者提供复诊随访服务，内容包括疾病健康咨询、高危风险评估、康复锻炼指导、血液指标复查、治疗方案调整，为中风患者的健康保驾护航！

▶ 提示：上海市第十人民医院"中风随访"门诊（诊室：门诊 4 楼 4209）。

第五节　中医护理，因人而异

"三分治疗、七分护理"，作为一种常见慢性病，中风后恢复期的早期康复护理至关重要。中医药以整体观念为指导，以患者为中心，以"辨证施护"为原则。中医护理在合理膳食、养生保健和情志护理等方面具有特色优势，能够协助患者建立健康的生活习惯，使患者获得生理与心理层面的双重舒适，从而有效促进疾病恢复，提高生命质量。当患者回归家庭环境后，可以通过以下几种途径进行中风后中医辨证施护，改善预后。

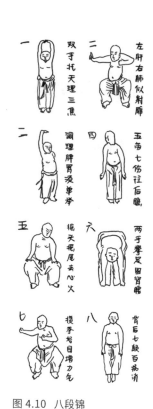

一 双手托天理三焦

二 左肝右肺似射雕

三 调理脾胃须单举

四 五劳七伤往后瞧

五 摇头摆尾去心火

六 两手攀足固肾腰

七 攒拳怒目增力气

八 背后七颠百病消

图 4.10 八段锦

中医情志护理化七情。中风后患者常伴有以抑郁和焦虑为特征的负面情绪，作为一种消极的情绪体验，往往会引发或加重患者病情，提高病死率，严重影响患者的康复及生存质量。对此，患者可根据自身爱好、文化程度、性格特点等，选择中国传统五行音乐，让患者的身心伴随着五行运化的规律，来迎合"天地自然之道"，顺应"四时之法"回归大自然的怀抱。建议开始可以选择倾听舒缓、优美的乐曲。中风后患者可以结合国家体育总局健身气功管理中心编写的《健身气功·六字诀》引导自身意念和呼吸，即根据古人养生经验，配合呼气发出"嘘、呵、呼、泗、吹、嘻"6个字音，通过这种呼吸与声音的协同，达到平体内阴阳之目的。也可以通过练习八段锦使偏瘫侧肢体的感觉、肌张力、肌肉运动控制能力得到改善，提高关节灵活性、平衡能力和神经系统灵活性，提高中风后患者的平衡功能和日常生活能力（图4.10）。家庭支持系统在中风后居家康复环境中发挥着重要作用，因此家庭照顾者需要通过陪伴与鼓励、心理疏导等方式积极引导患者，让患者心生喜悦、笑逐颜开，以"喜胜忧"，克服其抑郁和忧伤等情绪。

中医施护技术缓证候。对于患者及其照顾者，在居家时可以进行简单的穴位按摩加速康复。如有半身不遂症状，应尽早指导患者进行床上的主动性活动训练，包括翻身、床上移动、床边坐起、桥式运动等。如患者不能进行主动活动，则应尽早进行各关节被动活动训练，同时可以循患肢手阳明大肠经（上肢段）、足阳明胃经（下肢段）轻轻拍打，每日 2 次，每次 30 分钟。但要注意，**有下肢静脉血栓者禁用，**以防栓子脱落，造成其他组织器官血管栓塞。如有舌强语謇症状，可按摩廉泉、哑门、承浆、通里等穴，以促进语言功能恢复。如有便秘症状（中风后患者大多为慢传输型便秘），可用双手沿脐周顺时针按摩，每次 20～30 周，每日 2～3 次，促进肠蠕动；或取胃俞、脾俞、内关、足三里、中脘、关元等穴进行按摩；或取适量青葱洗净沥干，用葱白加适量食盐，置于研钵内捣烂成糊状后敷贴于脐周，厚薄为 0.2～0.3 厘米，外用医用胶贴包裹，用纱布固定，每日 1～2 次，每次 1～2 小时。如有二便失禁症状，可取穴肾俞、八髎、足三里和天枢等穴位进行按摩。

中医辨证施膳治未乱。中风后患者的饮食应注意清淡、低盐、易消化，忌肥甘、辛辣食物，不宜过饱过多，主要以"平肝熄风、化痰通络"为食疗原则。比如萝卜取汁饮之，具有治疗或缓解中风患者的眩晕、肢麻、语言不灵等功效。此外血压过高或有过中风病史者，应用坐便器，排便时不可用力过猛或过久。如果出现便秘，应多饮水，建议每天饮水量在 1000 毫升以上；饮食以粗纤维为主，无禁忌者可多吃有利于通便的食物，如黑芝麻、蔬菜、瓜果、蜂蜜汁等；禁食产气多和有刺激性的食物，如甜食、豆制品和圆葱等；热秘患者以清热、润肠、通便饮食为佳，可食用白萝卜、蜂蜜汁；气虚便秘患者以能够补气血、润肠通便的饮食为佳，可食用核桃仁、松子仁；芝麻粥适用于各种症状的便秘。肝气郁结患者饮食以蔬菜和营养丰富的鱼、瘦肉、乳类和豆制品为主，可常吃柑桔理气解郁。气滞痰郁患者注意保持心情舒畅，正确对待各种事物，少忧少思虑。平时可常吃萝卜，以帮助顺气化痰。心神失养及心肾阴虚的患者则应加强饮食调理，可多吃莲子粥、大枣和桂圆肉，少食辛辣食物，少饮咖啡、浓茶等。

中医护理主张"辨证施护"，辨证是施护的前提，即通过辨析疾病的原因、性质、部位以及邪正之间的关系，从而确定相应的治疗原则和疗护方法。在日常工作中，护理工作者应积极发挥中医的护理特色和优势，探索适用于中风患者不同证候要点的中医护理方案，促进患者疾病康复与转归；患者及其家庭照顾者更要重视中风后的疾病自我管理，通过居家自我照护知识、信念与行为的提升，达到延缓疾病进程、缓解不适症状的目的。

第五章

治未病，防中风

05

1 预防中风的健康生活习惯

低盐、低脂饮食，戒烟，限酒，适量运动，控制体重，保持情绪稳定，不要熬夜（图5.1）。

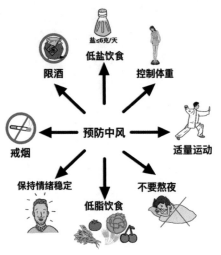

图 5.1 预防中风要点

2 常见的预防中风的药物有哪些

预防非心源性脑梗死的药物主要包括：抗栓（抗血小板和抗凝）药物、降血脂（尤其是低密度脂蛋白）药物、降血压（尤其是收缩压）药物（图5.2）。

预防心源性脑梗死的药物主要是抗凝药物（图5.3），包括华法林、利伐沙班和达比加群等，它能抑制心脏异常跳动后产生血栓。

▶ 提示：抗凝药物有出血风险，需在医生指导及严密监测下使用。

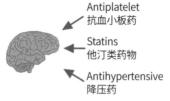

所有的动脉粥样硬化性脑卒中患者，均应该接受"三大药物"的中风二级预防策略治疗

Antiplatelet
抗血小板药

Statins
他汀类药物

Antihypertensive
降压药

图 5.2 中风二级预防策略（ASA）

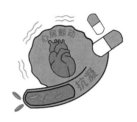

图 5.3 心房颤动抗凝

3 中风恢复后可以停药吗

没有医生指导，随意停药、换药可能会导致治疗效果大打折扣或增加中风复发风险。要特别注意！保健品不能替代药品！

▶ **提示：遵医嘱，防中风**（图 5.4）。

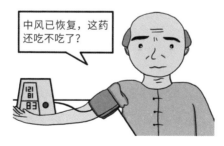

图 5.4 中风恢复后不停药

中医脑病咨询二维码

第一节　严控危险因素

减少中风风险，首先要做到两个预防：一级预防及二级预防。一级预防是指防发病，即从未发生过中风的人，及早发现危险因素，采取综合控制。二级预防是指防复发，即已发生过中风的患者，应采取更积极的措施避免复发。

对于中风的预防，首先要了解中风发生的危险因素，有些危险因素是无法改变的，称为不可干预因素，有些危险因素是可以通过自身或者药物进行干预的，称为可干预的危险因素。其中不可干预的危险因素包括：①年龄，大于 55 岁后，年龄每增加 10 岁，脑梗死和脑出血的风险成倍增长；②性别，男性多于女性；③种族，黑色人种中风的风险最高，其次为黄色人种；④遗传背景，家庭成员有中风的人群发生中风的风险高于普通人群。除了不可干预的危险因素，那可干预的危险因素又有哪些呢？这些危险因素包括：高血压、糖尿病、高血脂、心房颤动、吸烟、酗酒、肥胖、运动量过少、心脏病史、高同型半胱氨酸血症和无症状性颈动脉狭窄等。

日常生活中，健康的生活方式是任何一种药物治疗的基础，保持健康的生活习惯对于预防中风至关重要！我们需要养成健康的生活方式，包括：低盐、低脂饮食，戒烟，限酒，适量的运动，控制体重，保持情绪稳定，不要熬夜。

第二节　吃对药，常复查

预防缺血性脑卒中的药物主要包括：抗栓（抗血小板和抗凝）、降血脂（尤其是低密度脂蛋白）、降血压（尤其是收缩压）和降血糖药物等。

1. 抗血小板聚集药物

抗血小板聚集药物是通过抑制血小板形成血凝块，从而减少缺血性脑卒中患者的复发风险。目前常用的抗血小板聚集药物包括阿司匹林、氯吡格雷和西洛他唑等。抗血小板聚集药物应在医生指导下长期坚持服用，如服药过程中出现牙龈出血、皮肤瘀斑、大便发黑等症状应及时就诊，同时在服药过程中还需定期复查血常规，注意血小板减少和出血倾向等。

2. 抗凝药物

抗凝药物是通过影响血液中的凝血因子，从而起到防止血栓形成的作用，常用于心脏原因导致的脑梗死。常见的抗凝药物有华法林、达比加群酯和利伐沙班等，其中后两者是新型口服抗凝药物。在服用华法林时需注意测量一种叫国际标准化比值（INR）的凝血指标，并根据凝血指标调整华法林用量。如果该指标过高，则容易引起出血，过低则说明药物未起效。而达比加群酯和利伐沙班等新型口服抗凝药物则不需要调整剂量，服用相对简单，是目前最主要使用的抗凝药物（图 5.5）。

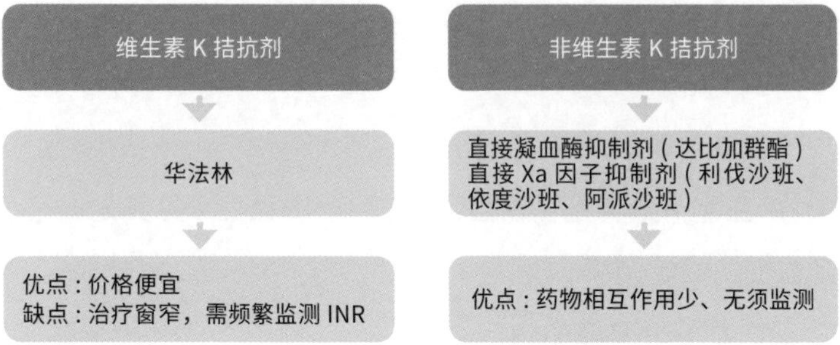

图 5.5 口服抗凝药物分类及优缺点

3. 降脂药物

高脂血症可导致动脉粥样硬化性斑块，因此它是缺血性脑卒中的重要危险因素。低密度脂蛋白（LDL）是富含胆固醇的一种脂蛋白，因其能使携带的胆固醇沉积在动脉血管壁上，久而久之容易引起动脉硬化，因此 LDL 被认为是"坏的"胆固醇，是最需要通过降脂药物进行干预的血脂指标之一。此外有的患者虽然血脂没有异常，但有大动脉粥样硬化合并易损斑块或动脉源性栓塞证据，且发生过缺血性脑卒中后短暂性脑缺血，这类患者也需要进行降脂药物的治疗。

目前，最常用的降血脂药物是他汀类药物，如瑞舒伐他汀钙和阿托伐他汀钙等。该类药物不良反应主要发生在肌肉、消化系统和内分泌系统等，较为严重的包括横纹肌溶解及肝酶异常等。如有明显的肌酶和肝功能损害，须立即停药。

4. 降压药物

高血压或血压的波动易损害血管，加重动脉粥样硬化，增加中风复发的概率。定期测量血压，遵医嘱规律服用降压药，将血压控制在血压平稳的达标状态，这样才能预防中风。

5. 降糖药物

糖尿病是缺血性脑卒中死亡或致残的独立危险因素，因此需要积极控制血糖，使糖化血红蛋白（HbA_1C）≤ 7%。下图罗列了目前常用的降糖药物（图 5.6）。

种类	双胍类	α 糖苷酶抑制剂	噻唑烷二酮类胰岛素增敏剂	胰岛素促泌剂（磺脲类和格列奈类）	二肽激肽酶 -4 抑制剂	噻唑烷二酮类、胰高血糖素样肽 -1 类似物	钠 - 葡萄糖协同转运蛋白 2 抑制剂
药名	二甲双胍 苯乙双胍	阿卡波糖 伏格列波糖	吡格列酮 罗格列酮	格列本脲 格列吡嗪 格列齐特 瑞格列奈	西格列汀 沙格列汀 维格列汀	艾塞那肽 利拉鲁肽	达格列净 恩格列净
不良反应	胃肠道反应 肝肾功能受损	胃肠功能紊乱	体重增加 水肿 胃肠道反应	消化系统症状 皮肤过敏 低血糖	胃肠系统及皮肤、肌肉骨骼系统损害	胃肠道反应	影响肾功能

图 5.6 降糖药物分类

6. 预防中风，切勿自行减药停药

没有医生指导，随意停药、换药可能会导致治疗效果大打折扣或增加中风复发风险，在治疗期间应谨遵医嘱。虽然有一些经验显示中药对中风有一定的治疗作用，可以根据患者具体情况使用，但中药对脑血管病的作用不能完全取代西药。此外，很多保健品的疗效都没有得到大规模研究的证实，并不能替代药品。

第三节 悦身心，畅生活

中风后的心理治疗应早期介入，并贯穿康复治疗的整个过程。心理治疗要同功能康复紧密结合，提高疗效。在中风后不同时期，患者可以表现出不同的心理特征，如何选择每一阶段的针对性治疗至关重要。中风后患者生活质量主要取决于临床、社会及心理因素的综合作用，治疗焦虑抑郁症和增加社会心理支持是提高患者生活质量的有效途径，进而增强中风患者二级预防的积极性，减少中风复发。对中风患者评估心理状态，早期识别中风后焦虑抑郁并及时干预十分重要。因此，我们需要从个人、家庭和社会的角度来防治中风后心理疾病（图 5.7）。

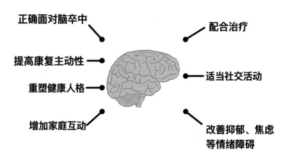

图 5.7 中风后心理障碍的解决方法

第四节 调饮食，健大脑

随着生活水平的提高和生活方式的变化，中风的发病率却不断提高，且发病趋于年轻化。许多患者发病与高盐、高脂、高糖、肥胖、吸烟、酗酒等不良个人生活及饮食习惯有关。

高血压患者：限制钠盐摄入，低盐饮食，每天摄入 2 ～ 5g 的盐较合适。多食降压降脂食物，如芹菜、葫芦卜、黄瓜、木耳、海带、香菇和大蒜等。禁忌食物：过咸食物及腌制品、虾米、皮蛋等。

糖尿病患者： 控制总的摄入能量，碳水化合物应占总摄入能量的 55% ～ 65%，主食可选择吸收慢的多糖，如燕麦、玉米、荞麦等。限制小分子糖的摄入，如蔗糖、葡萄糖等（常见于蛋糕、西瓜、桂圆、红枣、猕猴桃等食物）。限制动物脂肪和饱和脂肪酸的摄入，如羊油、猪油、奶油等。增加多不饱和型脂肪酸的摄入，如豆油、花生油、芝麻油、菜籽油等。优质蛋白质的摄入至少占总摄入能量的 1/3，如大豆、鱼、禽、瘦肉等。同时注意避免两餐间隔时间太长，以防低血糖。

高脂血症患者： 单纯甘油三酯升高：超重或肥胖者注意减重，甘油三酯可随减重而降低；不宜吃含糖量高的食物，如蔗糖、果糖、水果糖、蜂蜜等；限制胆固醇的摄入，每周食用 3 个鸡蛋为宜。单纯胆固醇升高：限制胆固醇的摄入，限制动物脂肪的摄入，适当增加植物油的比例；多食新鲜蔬菜及瓜果，增加膳食纤维，以利于胆固醇的排出；多食洋葱、大蒜、香菇、木耳和大豆等。胆固醇及甘油三酯均升高：控制能量摄入，使体重降至并维持在标准体重范围内；用不饱和脂肪酸替代饱和脂肪酸；控制糖类摄入，忌食蔗糖、果糖、甜点心等，适当增加蛋白质的摄入，尤其是豆类及其制品。

要注意，食物不能代替药物的作用，还是要在坚持正规药物治疗的基础上调整饮食结构。

第五节 未病先防，中医有道也有方

中风是威胁身体健康的一大杀手。人过四十以后，气血逐渐衰落，一旦有外邪侵袭或内部气血阻滞，就会像"一遇大风，则颓然崩到"。目前中风发病呈现年轻化趋势，因此及早有效的预防对于中风易发群体而言非常重要。《黄帝内经》曾言"是故圣人不治已病治未病，不治已乱治未乱"，日常生活中的车房尚且需要保养，人体健康何尝不是如此？中医"治未病"（未病先防，既病防变）是中医的最高境界，说的就是与其老来疾病缠身，生活质量急剧下降，不如养成良好的生活和行为习惯，防患于未然。通俗地说，顺应四时，调节饮食，舒缓情绪，劳逸结合是中医防病的基本法则。

1. 顺应四时

我们已经知道，吸烟、酗酒、作息不规律、饮食不合理、代谢异常等因素是引发中风的危险因素，其中代谢异常与气候变化和温度变化有关，如果长时间在气候温度变化多样的环境中生活，那么身体的内分泌代谢也会随之发生变化，尤其是血液黏稠度、肾上腺素等指标会提升，易诱发脑血管病。所以为了避免气候温度因素所致的中风发生，我们要按照中医顺应四时、适应寒暑的理论，在一年中的不同季节按照气候的变化，进行生活习惯的调整，顺天时而适寒热，千万不要逆着季节无规律地生活。如春季阴寒末尽，阳气渐生，应该早睡早起，注意保暖，在日出之后或日落之时可选择散步或慢跑等活动，以助阳气生发；炎热的夏天昼长夜短，应避免日晒，力求身心宁静，饮食清淡，注意补水；秋天少着衣，使身体逐渐适应寒冷气候，增强人体御寒能力；冬季宜早睡晚起，注意保暖，温通血脉，活动时间尽量避开雾霾等空气污浊高峰期等。此外，从发病时间来看，中风发病与人体的阴气盛衰有着直接的关系，半夜和凌晨阴气偏盛为发病的高峰期，提示我们不要熬夜，睡前可适当饮水。

2. 调节饮食

中医认为脾胃是后天之本，依赖饮食摄取的营养可让人体正常活动，但是饮食失宜会让人得病，常吃不健康食物会给脾胃造成很大负担，会导致高血脂、肥胖症、高血压等疾病的发生，引发中风，所以调节饮食非常重要。那要怎么做呢？简单来说，就是每天要按时吃饭，不要暴饮暴食，多吃蘑菇、燕麦片、胡萝卜和黑木耳等食物，这些食物可以对血管进行有效的软化，降低中风发生风险。吸烟对人体有害，应绝对禁止。饮酒宜节制，少量饮酒，能活血通络，促进新陈代谢，可以黄酒浸泡红花、丹参、赤芍和川芎等，日饮一小杯，理气活血，舒筋通络，以通为补，益寿延年。还可以茶代酒，多喝点绿茶，绿茶本身具有抗氧自由基的作用，可以预防动脉硬化。

3. 舒缓情绪

《内经》谓："怒伤肝，喜伤心，忧伤肺，思伤脾，恐伤肾"，如果不注重调节情绪，会导致身体出现气化失常，气滞血瘀，严重情况下脏腑功能会受到抑制，最终在血压升高、血管破裂之下发生中风疾病，有中风倾向者尤其需要加强控制情绪，注意保持心情舒畅，精神愉快，力戒郁闷，偶有不如意之事，宜适当宣泄，做到"恬淡虚无"。可多出门走走，或者和家人、朋友出门旅游，散散心，遇到事情一定不要着急，如果解决不了也不要生气，可以向其他人求助。这样便不会导致血压上升、心跳加快的情况，血液黏稠度也会处于正常的范围内，达到"精神内守，病安从来"，如此发生中风的风险也会大大降低。

4. 劳逸结合

生活不规律，长期疲劳，长期缺乏运动会导致脂肪堆积和肥胖症的发生，加剧衰老，致使中风发生，而适量的运动对于身体健康非常有益。早在一千多年前，中国名医华佗、孙思邈等人便提出了人要经常锻炼的观念。适宜的运动可调节脏腑功能，让身体的筋骨有效地舒展活动起来，食物也能够得到良好消化，即"和其血脉，以畅郁积"，达到增强体质，提高机体抗病能力和延年益寿的目的。传统保健中"五禽戏""太极拳""八段锦""易筋经"等有益身心，可以适当练习。但是运动要有规律，不能三天打鱼两天晒网，也不能过度，以动而不劳为原则。适当运动可以让身体的血液循环系统正常工作，有利于促进气血调达而不易发生血液黏稠度高、心跳加快等异常情况，动脉血管粥样硬化的发生风险会随之降低，中风发病率也会随之下降。日常锻炼可以选择散步、游泳、慢跑等活动方式，周末或假期时可以出门游玩，活动筋骨，感受美景，保持舒畅心情，让身体血管始终保持"年轻化"的状态，放缓血管老化速度。

5. 特色手段

中医认为，人至中老年，气血渐衰，肾中精气亏虚，脏腑功能下降，气血津液不能正常运行，瘀血挟痰湿阻滞脉络脑窍而易发中风。故平时可以在中医师的指导下服用一些益气活血、运脾化湿类中药，如黄芪、苍术、川芎、蒲黄等，补益中气，推动血液循环，同时健脾除湿化痰，相互配合，对促进脂质代谢，降低血液中脂质含量，防止血管粥样硬化，增加脑血管血流量，改善脑血管循环网络，均能起到积极作用。

此外，人体经络穴位运行周身，头颈部是人体经络的交汇处，布满了人体各器官的全息反射区，经常活动、按摩这些经络及反射区，能舒筋活血，通经达络。如叩齿法，把上下牙齿整口紧紧合拢，且用力一紧一松地咬牙，反复数十次，这样可以使头部、颈部的血管和肌肉、头皮及面部都有序地处于一收一舒的动态之中，加速脑血管血流循环，使趋于硬化的脑血管逐渐恢复弹性，让大脑组织的血液和氧气供应充足，对减缓眩晕及中风的发生有一定作用。

针灸也可以预防中风的发生，唐代孙思邈《备急千金要方》中提到，通过针刺"耳前动脉"和"风府"穴可以防治中风，有中风先兆者可每日针刺，无先兆但属高危人群者，可在季节更替之时进行针刺预防。此外也可选择内关、合谷、足三里这组穴位，经常针刺或按摩，可以调理人体气机，预防心脑血管病发生；艾灸，如灸足三里也可预防中风，古人一般用瘢痕灸的办法灸足三里，特别是在春夏之交或秋冬之交艾灸防病，可以起到治未病的效果。

综上所述,中风作为常见病和危急重症之一,自古以来备受历代医家的重视,并有理论和实践总结传承,在西方医学高度发达的今天,中西医结合、中医多种适宜技术在中风急性期、恢复期和后遗症期均发挥着不可忽视的防病治病作用。

参考文献
REFERENCE

[1] 尤黎明，吴瑛. 内科护理学 [M].6 版. 北京：人民卫生出版社，2017.

[2] 孙玉梅，章雅青. 高级健康评估 [M]. 北京：人民卫生出版社，2018.

[3] 颜德馨，夏翔. 中华养生大全 [M]. 上海：上海科学技术出版社，2001.

[4] 王拥军，李子孝，谷鸿秋，等. 中国卒中报告 2019(中文版)[J]. 中国卒中杂志，2020, 15(10): 1037-1043.

[5] 中华医学会神经病学分会，中华医学会神经病学分会脑血管病学组. 中国急性缺血性脑卒中诊治指南 2018[J]. 中华神经科杂志，2018，51(9): 666-682.

[6] 中华医学会神经病学分会，中华医学会神经病学分会脑血管病学组. 中国脑出血诊治指南 (2019)[J]. 中华神经科杂志，2019，52(12)：994-1005.

[7] 张通. 脑卒中早期康复 [J]. 中华神经科杂志，2020，53(4):312-316.

[8] 汪凯，董强. 卒中后认知障碍管理专家共识 2021[J]. 中国卒中杂志，2021，16(4):376-389.

[9] 李爽，夏豪，刘浙波，等. 天麻素在心脑血管疾病中的研究进展 [J]. 现代中药研究与实践，2019，33(01):76-81.

[10] 冯凤，李平，牟善芳，等. 中医情志护理路径干预对中风患者负性情绪的影响 [J]. 齐鲁护理杂志，2014，20(19):13-15.

[11] Gardener H, Sacco R L, Rundek T, et al. Race and ethnic disparities in stroke incidence in the Northern Manhattan study[J]. Stroke, 2020,51(4):1064-1069.

[12]Gittler M, Davis A M. Guidelines for adult stroke rehabilitation and recovery[J]. JAMA, 2018,319(8):820-821.

[13] Powers W J, Rabinstein A A, Ackerson T, et al. Guidelines for the early management of patients with acute ischemic stroke: 2019 update to the 2018 guidelines for the early management of acute ischemic stroke: a guideline for healthcare professionals from the American Heart Association/

American Stroke Association[J]. Stroke, 2019, 50(12):e344-e418.

[14] 国家中医药管理局 . 关于印发中风等 13 个病种中医护理方案（试行）的通知 [EB/OL]. (2013-05-20)[2021-08-16].http://www.satcm.gov.cn/yizhengsi/gongzuodongtai/2018-03-24/2800.html.

[15]Campbell B C V, Khatri P. Stroke[J]. Lancet, 2020, 396(10244):129-142.

[16]Boehme A K, Esenwa C, Elkind M S V, et al. Stroke risk factors, genetics, and prevention. Circulation research[J]. 2017,120(3):472-495.

[17]Rafsten L, Danielsson A, Sunnerhagen KS, et al. Anxiety after stroke: a systematic review and meta-analysis[J]. Journal of rehabilitation medicine, 2018, 50(9): 769-778.